歩く、走る！のばせ健康寿命

栄養学と運動生理学で考える「走る、アンチエイジング」

城西国際大学教授（臨床栄養学）
太田篤胤

発行：EL. P
発売：三一書房

はじめに　長くなった人生の終盤＝クライマックスステージを輝かせるために……7

序　私の経験から　～病苦を乗り越えて～……9

クモ膜下出血とリハビリ　9／マラソンに挑戦して「仕事人間」を卒業　11／人生の下山を楽しむ　14／自分の寿命を「仮決め」する　15

第1章　切っても切れない健康寿命と運動の関係……17

1　健康寿命をどう考えるか……18

寿命が延びれば要介護期間も延びる　18／メタボ対策だけでは不十分　19

2　運動でボケを回避する……21

老化と認知機能　21／運動は確実に効果があるのか？　22／歩行距離と認知症の関係　23／有酸素運動と大脳　24

3　運動はなぜ脳に良いのか……27

メタボは病気ではない　27／糖尿病患者の認知症発症率は2倍　28／生活習慣病は認知症予備軍　29

4　運動が与える脳への影響……31

条件設定の難しさ　31／楽しむことこそ大切　32

第2章　第三の人生はクライマックスだ……35

1　長寿社会の人生設計……36

2 いつからクライマックスステージに備えるか……39
定年後の人生 36／人生を3つのステージに分割して考える 37
3 クライマックスステージの長さは？……44
仕事人間の賞味期限 39／ピークを過ぎた自分を自覚する 41
4 先立つものをどう考えるか……50
「死ぬこと」と向き合う 44／死因と寿命を想定してみよう 46
5 世に言うアンチエイジングって何だろう……55
蓄財はどこまで必要？ 50／死ぬまでの家計簿 52／まずポジティブな生活を 53
6 アンチエイジングフードは何か……62
老化は生まれたときから始まる 55／立っていること＝アンチエイジング 56／老化のメカニズムは未解明 58／さまざまな仮説 60
7 食は健康の基本（栄養）……67
赤ワインブームを検証する 62／抗酸化作用を持つ栄養素の効果は？ 64
8 ブロッコリスプラウトでダイエットできる!?……77
体に良い食べ物…はあてにならない 67／高齢者の食生活に学ぶ 68／認知症は先延ばしできる 71／葉酸の効果 72／どのように摂取するか 74

ちょっと新しい理屈　77／肝臓はダイエットのキモ？　78
9　食とアンチエイジング……81
お肌が若返る栄養素？　81／高齢者の栄養摂取はどうあるべきか　82／亜鉛の働き　84／亜鉛がたんぱく質を生成する？　86／亜鉛は不足しているのか　87／たんぱく質とアミノ酸　89
10　アンチエイジング実践のポイントは何か？……91
運動は体に悪い？　91／3つのDを心がける　92／3Dを実践するために　94
11　なぜマラソンなのか……97
マラソンを勧める7つの理由　97／体への効果！　98／走ってストレス解消！　100／走ることが健康意識を高める　101／市民ランナーの主役は未経験者　102
第3章　走るための準備　心・体（栄養）・グッズ……105
1　走るための心を作る……106
更新され続ける年齢別の記録　106／「無理」のレベルは未知　108
2　マラソングッズを選ぶ・そろえる……111
ファーストシューズが大切　111／ウェアを選ぶ　114／ソックス、タイツ、インナー　116／日焼け対策　118
第4章　行動開始……125
1　まずは歩く……126

シューズを調整　126／フォームを意識する　127／マイコースを作ろう　130／歩行スピードを把握しよう　131

2　走りだす、その前に……138

公道は歩行者優先の意識で　138

3　そしてゆっくりと走り始める……142

ゆっくりと、そして時間を長く　142

4　長距離を走る（LSD：Long Slow Distance）……144

脂質代謝機能を活性化させる　144

5　故障しないために絶対してはいけないこと……148

故障のほとんどはオーバートレーニングで起きる　148／効果が現れる体の機能には順番がある　149／無理な目標を立てず、長く楽しく　151／走るために生活をシフトチェンジする　154

第5章　定年前に始める6カ月フルマラソン完走プログラム……163

「忙しさ」を言い訳にしない　164／1カ月目「ウォーミングアップ」～まずBMIを落とす　165／2カ月目「散歩からウォーキングへ」　166／3カ月目「ウォーキングからジョギングへ」　168／4カ月目「持久力を高める」　170／5カ月目「ハーフマラソンで仕上げる」　172／6カ月目「フルマラソンを完走」　174

人生のクライマックスを駆け抜けよう！……189

付録　トレイルランニング（トレラン）も楽しい……193
トレランの楽しみ方はいろいろ　194／まずは装備　195／地図になじむ　197／山の走り方　199／高尾山周辺のポイント地点　200
あとがき……203
参考文献……206
弟のこと～解説に代えて～　本書発行人・太田伸幸……208

コラム
最初のジョグは小学生の娘に完敗！　109／体力の回復を楽しむ　120／膝を痛める　122／日焼け対策　132／ナイトランの勧め　134／ジョギングの小尻効果　136／2度目の試練　140／女子駅伝部顧問に就任　146／落後者バス　155／初の東京マラソン　158／リベンジ東京マラソン　178／若さを計る物差しは？　181／ついにスタート、東京マラソン2014　185

※本文中の(1)～(23)は、参照した「参考文献」の番号に対応しています。

はじめに

長くなった人生の終盤＝クライマックスステージを輝かせるために

この本はマラソンの指南書ではありません。また、健康法についての単なるハウトゥ本でもありません。現代人の、長くなった人生の終盤＝クライマックスステージを輝かせるためのヒントをお伝えする本です。

昨今、エンディングノートがブームとなっています。死期に際して、葬儀、遺産やその相続、あるいは事業の継承についての計画立案の作業などを行う家督相続は、きわめて重要かつ心配な事柄です。人間は「死」を考えることで、必然的にそれまでの「生」をどう生きるかを考えます。しかし、医療の目覚ましい発展により、簡単には死ねない世の中になりました。１５００年代、織田信長が生きた頃は、人生わずか50年でした。それが今や85年。近い将来、平均寿命が90年に近づくとされています。

エンディングノートの前の長い時間をどう生きるか、その計画が必要なのです。本書が提案するのは、定年を迎える60代からの「老後」をどのように充実させて生き、人生の最期を迎えるのかを計画的に考えることです。

映画にもエンディングの前に必ずクライマックスシーンがあるように、人生の最も重要な部分であるクライマックスステージをプランニングする。本書でお伝えしたいのは、その考え方です。走ること（＝マラソン）は、私の体験を基にクライマックスプランニングを具体的に理解していただくための例であり、最も効果的に健康寿命の延伸を実現するための提案です。

本書でお伝えするアンチエイジングのポイントである３Ｄ（デライトフル、デリシャス、デイリー）で運動を習慣化することで、読者の皆様が若々しい心と身体を手に入れ、クライマックスステージをより豊かなものにされることを願っています。

序 私の経験から　～病苦を乗り越えて～

クモ膜下出血とリハビリ

私は、39歳の時にクモ膜下出血で倒れました。クモ膜下出血は、致命率50%、社会復帰できる確率は25%という恐ろしい病気です。特に生死を分けるのが処置までの時間ですが、私の場合、妻の機転により、近所の大学病院の脳外科に直行で救急搬送されたのが幸いでした。

開頭手術だったので頭蓋骨に2カ所の大きなへこみが残っていますが、幸いなことに後遺症もなく、半年後には職場復帰することができました。

私にとってフルマラソンは、クモ膜下出血からの贈り物だと思っています。この病気を発症する前は、走ることなどまったく興味はありませんでした。病に倒れる前は、それこそ完全な仕事人間だったと思います。大学時代に研究に目覚めて大好きになり、それを仕事にできたありがたさからしゃにむに働いていました。研究職と聞くと、高度な頭脳労働だと思われる読者が多いかもしれませんが、特に私の専門分野である薬学や栄養学の分野などは、実際にはデータの収集など長期にわたる単純作業の部分が多いのです。したがって、研究者としては40歳くらいでコストパフォーマンスが悪くなり、引退の時を迎えるケースが多く、そんな時期が迫っていた危機感もあって、より実験と研究に没頭しました。その挙句のクモ膜下出血。この出来事が私に、研究生活からの実質的な引退を決意させました。

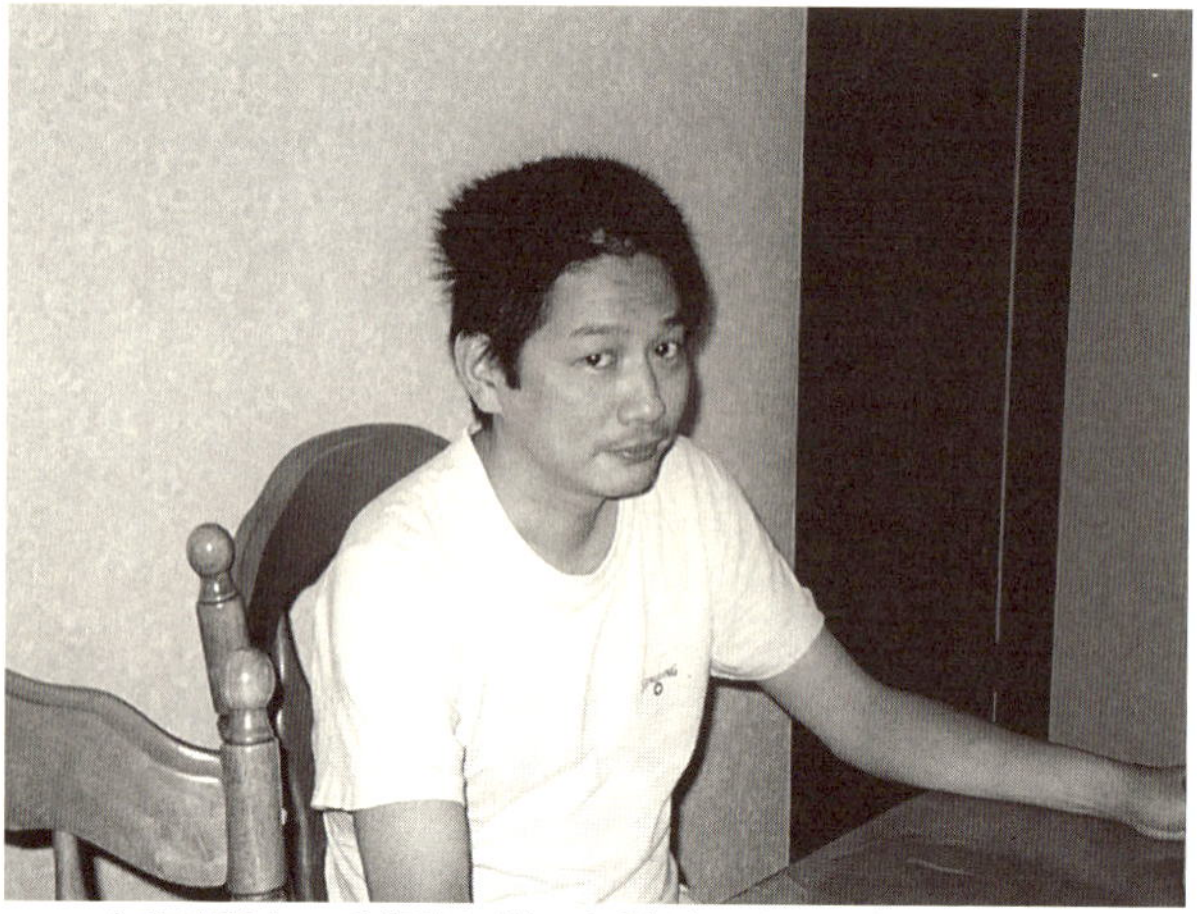
自宅療養中。手術時に剃った髪が、だいぶ生えてきた頃

救急搬送から1カ月後に退院すると、自宅療養が始まりました。話には聞いていましたが、入院中の体力の低下は激しいものでした。何かリハビリに運動を始めなければ、と考え主治医に相談したところ、「やっても良いのは、体操か軽いジョギング」と言われたのです。「1人で体操……」自分にとってこの選択肢はなかったので、消去法でジョギングを始めることにしました。

最初は1㎞を歩くように走るのがやっとでしたが、驚くほど急激に体力が回復してゆくのがわかりました。最初の頃は、それが非常に面白かったのです。しかし、半年が過ぎて体力が発症前程度まで戻ると、変化が小さくなってきたので飽きてしまいました。

しかし、その時期、私にとって運命的な出会いがあったのです。仕事への完全復活の記念にと渡米し、参加したアメリカスポーツ医学会で、同僚からボストンマラソンシニアの部で優勝経験を持つメルビン・ウィリアムス博士を紹介されたのです。「リハビリで始めたジョギングに飽きてきた」ことを話すと、博士は間髪を入れず「フルマラソンのレースに出たらどうだ」と勧めてきたのです。

メルビン博士は大学で「フルマラソン完走」を単位取得要件としている科目を担当しており、彼が作成した初挑戦の学生のためのマニュアルに従って練習すれば、3カ月でフルマラソンが完走できるというのです。

1年ちょっと前に生死の境をさまよった人間にとっては、あまりにも無謀な提案に思え、正直びびりました。私の不安を察した彼は、「マラソンが脳卒中経験者の健康に良くないというエビデンス（証拠）なんてない」と付け加えました。

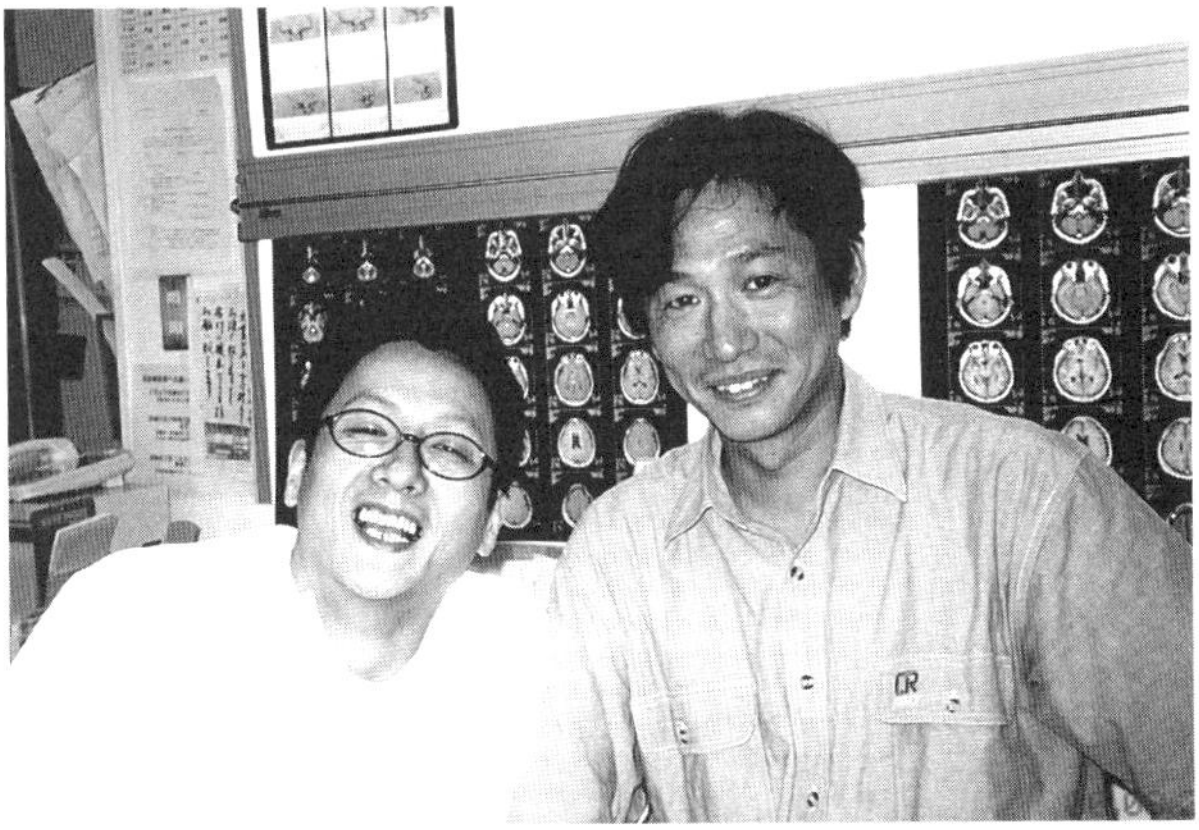

術後1年。完治（のはずだった）を祝して。
主治医（杏林大学病院の野口明男先生）と診察室にて

マラソンに挑戦して「仕事人間」を卒業

「病気をして以来、家族や周囲の人間からは何をするにつけ、『無理しないでね』と釘を刺されているので」と難色を示すと、「正しく練習すれば『無理』にはならない」と即答されてしまい、反論は無駄だと観念しました。

帰国するとすぐに、メールに添付されたマニュアルが送られてきました。少々厳しいメニューだったので70％程度に抑えて、さっそく練習を始めました。目標は4カ月後の河口湖マラソン。マラソンへの初挑戦という目標ができたことで、俄然モチベーションは上がりました。マニュアルに沿って少しずつ距離を延ばしていくと、メルビン博士が言うとおり、体にほとんど無理をかけずに走れるようになっていくのが不思議でした。そして4カ月後、河口湖マラソン大会のスタートを迎えたのです。

スタート後はこれもマニュアルどおりに、はやる気持ちを抑え6分／kmのペースで淡々と走ります。確かに何の無理もありません。そして40kmを過ぎた辺りであまりにも力が残っているのを感じ、スパートなどしてみたほどです。結果は、4時間12分。初フルマラソンを楽々完走したのです。余裕で完走できたことから、もっと速いタイムで走れたのではないか、と欲が生まれました。

初マラソンの完走は、自分の人生を大きく変えてくれました。周囲の「無理しないでね」という思いやりの言葉は、呪文のように私の健康に対する自信と、何より積極性を奪っていたことに気付いたのです。習慣的に走ることで自分の体調変化に敏感になり、自然と健康維持を心がけるようにもなっていました。そして走り切ったことで、健康に対する自信も生まれました。また、ハードではなくても練習時間の確保は必要なので、多少は仕事時間を削ることになります。一番の収穫は、仕事人間を少しだけ卒業できたことだったかもしれません。

しかし私は第二の試練に見舞われました。クモ膜下出血の原因は脳動脈瘤という血管の奇形が原因だったので、それをクリップで止めた処置により、再発はないと高を括っていたのですが、3年後に2回目の脳出血に見舞われたのです。今度は視床出血でした。視床出血のほうは原因不明。またいつ再発するかわかりません。発症当時はいつ爆発するかわからない爆弾が脳に入っている感じで常に不安でした。しかし、人間というものは交通事故などで突然急逝することだってあるのだから、と気持ちを切り替える努力を続けるうち、すっかり慣れてしまいました。そんな経験をしたからこそ、現在、私は生きている幸福感に包まれながらフルマラソンを走っているのです。だから、いつもゴール前には涙が出そうになります。

2度の脳出血、そしてマラソンとの出会いは、この先の人生をじっくり考え直す機会になりました。私の父も祖父も脳出血で他界しています。脳血管に弱点がある以上、そもそも平均寿命までは生きられないでしょう。しかし､平均より短いとしても今後さらに平均寿命が延びるでしょうから、私の寿命は75歳といったところかもしれません。それでもあと20年近くあるのです。人生残り1／4。今、そしてこれからの人生こそ、クライマックスステージなのだと気が付きました。

人生の下山を楽しむ

人生はよく登山に例えられます。山麓の村で十分な準備をし、はるか頂を目指して山を登り始めます。そしてついに頂に立ったとき、人生の成功者と評されるわけです。しかしこの例えには重要な要素が抜けています。下山です。長寿社会では、人生の下山こそが最も感慨深いクライマックスステージなのです。登山においても頂に立つまでは、肉体的につらいだけではなく、登りきれるのかという不安が常によぎります。目に入ってくるのは自分の足元とその先に立ちはだかる山の壁面であり、視野も狭くなっています。そして長い苦労の末に、いよいよ頂に立って初めて360度の大パノラマを拝めるのです。

しかし現実には、登頂に成功してもいつまでも頂の絶景に浸っていることはできません。下山しなければならないからです。下山は登頂を成し遂げた達成感に浸りながら、そして遠く麓の村を見渡し景色を楽しみながら、ゆっくりと降りていけばよいだけです。登りと下り、どちらが精神的に安定した豊かな時間となりうるかは、もはや自明ではないでしょうか。私たち勤勉な日本人は命ある限り次なる高みを目指し、登る一方の人生を送らなければ不真面目という感覚が強いように思います。最初に、自分がこの感覚を持っていることを自覚することが大切だと思います。

もうひとつ大切なことは、周到に準備することです。定年退職したら「ゴルフ三昧だ」、「夫婦で好きなだけ海外旅行に行こう」、「田舎に移住して、農業をやろう」といった考えをお持ちの方も多いことでしょう。もちろん実際にそうされている方も少なくないでしょう。しかし、こうした考えを人生のクライマックスを飾るにふさわしい内容にするためには入念な計画が必要です。多くの方は経済的な裏付けを最優先に考えるようですが、一番の障害となってくるのは急激な環境変化への不適応、避けがたく進行する心身の老化、家族や友人との死別といった出来事ではないでしょうか？

最低でも「ゴルフは、何歳くらいまで楽しめるスポーツなのか？」、「海外旅行は何歳くらいまで可能なのか？」といった知識が必要です。83歳を迎えた私の母は、一昨年イタリアのツアー旅行に行きましたが、ツアー中最年長であったことが誇らしかったようです。ということは、この辺りが限界年齢なのかもしれません。しかも飛行機はビジネスクラスを使っての話です。若かりし頃のように、エコノミークラスの格安航空券を使っての海外旅行は年齢とともに難しくなっていくのです。こうしたイメージをしっかり持つ想像力が大切だと思います。

自分の寿命を「仮決め」する

「そうは言っても、何歳まで生きられるかわからないし」というご意見もよく耳にしますが、大ざっぱに言って平均寿命±10歳くらいで考えておけば半分以上の方がここに入ります。さらに現在の健康状態から、平均よりマイナスかプラスかのどちらになる可能性が高いのかが推定できます。私の場合、すでに脳出血を2度も患っていることを考えれば、マイナスの範囲に入ることが予想されます。とすれば70歳から80歳の間に死を迎えるということがわかります。最近のデータから、故障せずにうまく続けられればフルマラソンは凡人でも72歳まで走れると考えられます。これが今後は延びていくとして、75歳くらいが凡人の限界年齢と思われます。こう考えると私の場合、死ぬ間際まで走り続けられる可能性が非常に高いと予想され、明るく楽しい人生の下山、クライマックスが見えてきます。

マラソンを最高の楽しみにしている私の場合、少々短めにずれたとしても、「死ぬ間際まで走れたので悔いはない」と思えるでしょうし、長めにずれたとしても、「もう走れなくなったし悔いはない」となるので、悔いの残らない人生のエンディングになるというわけです。いずれにしても最優先で回避しなければならないのは、無理をして故障をすることとなるわけです。まあこれは56歳の今考えている想像の世界ではありますが、クライマックスプランニングの概念をイメージしていただけたのではないかと思います。

第1章　切っても切れない健康寿命と運動の関係

① 健康寿命をどう考えるか

寿命が延びれば要介護期間も延びる

２０１４年の結果から、日本人の平均寿命は男性80・50歳、女性86・83歳となりました。女性は世界で第1位、男性も香港、アイスランドに次いで第3位。日本は世界に誇る長寿国なのです。平均寿命とは、今生まれてきた0歳児が平均何歳まで生きるかを推定した値で、国民一人一人が何歳まで生きられるかの平均値ではありません。若くして亡くなる方も含めて計算されているので、実際には高齢になるほど平均寿命よりさらに長く生きる可能性が高くなります。特段の事情がない限り、早く死にたいと思っている方はいないと思いますが、年々平均寿命が延びることは、本当に喜ばしいことなのでしょうか？

最近、健康寿命という言葉をよく耳にするようになりました。健康寿命とは、日常生活に制限がなく生活できる期間のことを言います。逆に言えば、健康寿命から先の寿命は介助や介護が必要となる期間ということになりますが、男性では約10年間、女性では約12年間とかなり長い期間だそうです。

２００１年から２０１３年の間に、平均寿命は男性で2・14歳、女性で1・68歳延びました。一方、健康寿命の延びは男性で1・79歳、女性で1・56歳でした。平均寿命の延びから健康寿命の延びを引いた期間が、介助や介護が必要な期間の延びとなりますが、男性で0・35歳、女性で0・12歳です。簡単に言うと、寿命が延びれば要介護の期間も長くなり、結果的に国の社会保障財政を圧迫してしまいます。健康寿命を延ばして要介護期間を短縮して欲しいという切なる願いから〝健康寿命の延伸〟が叫ばれているのです。

メタボ対策だけでは不十分

要介護の原因は、脳血管疾患、認知症、高齢による衰弱、関節疾患、骨折・転倒の順で多く、それらで全体の70％を占めます。高齢になるのは防ぎようがありませんが、その他には予防手段があります。運動が唯一の予防手段です。脳血管疾患は、動脈硬化と高血圧を予防すること、それらの発症リスクを高めるメタボリックシンドローム（メタボ）を解消することで回避できます。詳細は後で述べますが、認知機能の維持に有効であることが科学的に最も明白になっているのが運動です。

生活習慣病のリスクが高いことを示すメタボリックシンドロームに対して、近年では筋肉や骨、関節、運動神経といった運動器の機能低下により関節疾患や骨折・転倒で寝たきりになるリスクが高いことを示すロコモティブシンドローム（ロコモ）という言葉が使われるようになりました。言うまでもなく、運動器の機能低下を防ぐことができるのは運動だけです。運動は、メタボとロコモの両方に対して有効な唯一の手段なのです。

例えば、メタボ解消のために食事制限だけでダイエットを行ったとします。その場合、確かに体重は減りますが、体脂肪だけが減るわけではなく筋肉も減ってしまいます。すなわちロコモに近づくという現象も起こってしまうのです。そして体脂肪率もさして下がりません。筋肉が減って体脂肪率は肥満状態のまま。これはメタボでもありロコモでもあるサルコペニア（筋減少症）肥満という、非常に重大な問題となってしまいます。

健康寿命を延ばす方法には、選択の余地はありません。運動あるのみなのです！

❷ 運動でボケを回避する

老化と認知機能

多くの高齢者が「ボケてまで生きていたくない」と答えます。確かに自分の言動が適切性を欠いていることに自分で気づけないという状況は、想像しただけでも相当恐ろしく感じます。自分の尊厳を守りたいという気持ちだけではなく、周囲に迷惑をかけたくない、という思いもボケを回避したい要因でしょう。

認知症にはいくつかの種類があり、脳卒中の後遺症として発症する脳血管性認知症のように明らかな原因疾患があるものもありますが、高齢に伴う認知症やアルツハイマー病のように、ある部分、避けがたい加齢による変化（老化）の側面を持った認知機能低下が約半数を占めています。

高齢になると背が低くなるという現象は、みなさんも当然のこととして受け止められるでしょう。これと同じように脳も小さくなります。これを脳萎縮と言い、加齢に伴う認知機能の低下の大きな原因です。90歳を過ぎてもまったく認知機能が低下していないとすれば、そのほうが異常といえるくらいで、避けがたい側面を持つ老化現象の一つです。

しかし、認知機能の低下を先延ばしにすることはできるようです。一般の方々にはあまり知られていないのですが、その可能性が最も高いのは運動です。世界中で行われた大勢の方々を対象にした調査研究で、運動が認知機能の低下やアルツハイマー病のリスク低減に有益であることを示唆するデータが非常にたくさん得られているのです。「示唆する」という少々歯切れの悪い言い回しが、おそらく一般の方々に周知されていない理由なのではないでしょうか。

運動は確実に効果があるのか？

ヒトを対象とした研究は、観察研究と介入研究の2種類に大別されます。観察研究とは、ある集団（コホートと呼びます）を観察して、その集団の人たちをいろいろな要素で分類し、疾患などの発症に影響する因子が何かを探る方法です。

もう一方の介入研究とは、性別や年齢、学歴など背景が同じ集団を何かをさせるグループと何もしない対照となるグループの2つに分け両者を比較して、介入して何かさせたことの効果を検証するというもので、違い（介入）と結果の対応が明確です。前者の研究方法は、当初想定した範囲外の結果が得られることがありますが、未知のバイアスが残り決定的証明とはいえません。「運動の有益性が示唆される」という歯切れの悪い表現になるのは、この観察研究の結果が多いことによります。

例としてランニングに関する観察研究（追跡調査）を一つ紹介しましょう。米国で行われた

961人を対象とした20年にも及ぶ観察研究で、全国的なランナーズクラブに所属している人と、運動を目的としていない組織に所属している人の生存率を比較したものです。20年後のランナーズクラブメンバーの生存率が85％だったのに対し、それ以外の人の生存率は64％で20％以上も低かったのです。これは驚くべき差です。(1)

しかしこの研究結果は、残念ながらランニングが寿命を延ばすという証明にはなっていません。なぜなら、ランナーズクラブに所属していてもランニングをしているとは言い切れないし、そもそも十分健康だからランナーズクラブに入ったのかもしれない、などなどのバイアスが入り込んでいる可能性が残るからです。これが観察研究の限界です。研究者のスタンスとしては歯切れが悪くならざるをえないのです。しかし、運動と認知症に関する研究結果を知れば、おそらく運動しない手はないと感じることでしょう。以下にいくつかの代表的な研究を紹介します。

歩行距離と認知症の関係

まず1つ目は、米国で70歳から81歳の女性看護師1万8766人を対象に行われた10年から20年に及ぶ観察研究の結果です。1週間に90分より長く歩行した女性は、1週間に40分未満しか歩行しない女性に比べ、国際的基準に基づく認知能力のスコアが高かったという結果が得られています。(2)

次に私たちアジア人を対象にした、ホノルル‐アジア老化研究を紹介します。男性2257人を対象として30年間にわたり追跡調査したところ、1日の歩行が1マイル（1・6㎞）未満の男性は、2マイル（3・2㎞）以上の男性より認知症の発症が1・7倍から1・8倍も高かったというものです。(3)

以上は脳の認知機能を指標にした研究ですが、ワシントン大学は、運動が脳の体積自体に及ぼす影響を研究し発表しています。55歳から79歳の男女に過去10年間の運動習慣について聞き取りを行い、その結果に基づき中等度の運動を1回30分1週間に5回程度行ってきたグループ28名と、その1割程度しか運動してこなかったグループ24名に分け、脳のさまざまな部位の体積を画像診断装置（ＭＲＩ）で測定しました。

運動量の多少にかかわらず、脳のほとんどの部位の体積は加齢に伴い減少していましたが、年齢で調整して両群を比較してみると、運動をよく行っているグループでは、大脳内側側頭野の体積がより大きく維持されていました。内側側頭野は聴覚に関わり、言語の応答を行う部分です。ここがうまく働かなければ返答が噛み合わない、遅れるといった不都合が生じます。(4)

有酸素運動と大脳

最近では、介入研究による証明もかなり活発になっています。運動を目的としない組織に所属する60歳から79歳の参加者を、有酸素運動をするグループとストレッチおよび筋運動を行う2つのグループに分け、6カ月間にわたって介入を行いました。その後、脳の体積をＭＲＩで測定したところ、何と有酸素運動を行ったグループでは、大脳の前頭前野や側頭野の灰白質と白質が増加していたのです。[5] 有酸素運動の能力、端的に言うと持久力は、酸素を体内に取り込む能力である最大酸素摂取量という指標で測定できますが、有酸素運動を行ってこの指標を改善すると、位置記憶力が向上したり、短期記憶を司る大脳の海馬という部分の体積が大きくなったりするとの報告があります。[6]

カナダのブリティッシュコロンビア大学は、介入試験によって、有酸素運動が海馬の体積に及ぼす影響を報告しています。70歳から80歳の軽度な認知機能低下がある女性86人をウォーキング、筋トレ、ストレッチ（対照群）をそれぞれ行う3グループに分けて週に2回、6カ月間運動を継続させた結果、有酸素運動を行ったグループで対照のグループに比べ、脳の両側の海馬の体積が増加しました。言語能力も改善したそうです。この研究では、残念ながら筋トレの効果は認められていません。[7]

介入研究の欠点は、介入内容を一定にしなければならないことです。運動処方内容に対して好き嫌いなどの個人差が生じることは当然予想され、その影響が出てしまう可能性もあって難しいところです。若いボディビルダーのように筋肉が増えるわけでもない70歳を超えた方々にとって、筋トレが楽しいものとは思えません。私が習慣化するのに適した運動が楽しいもの（Delightful）であるべきだと考える理由は、こうした研究結果があるからです。処方した運動が、評価する項目の改善に対して最善であるかどうかの保証もありません。研究者はより多くの人に適応できる運動を模索しています。逆に言えば科学的に証明されている事実でも、自分には適さないこともあるということです。

最後にカンサス大学による最新の研究結果をご紹介します。65歳以上（平均約73歳）の高齢な男女24ないし25名ずつを今までどおりの生活を続けるグループを対照として、1週間に75分間、150分間および225分間それぞれ運動時間を増やす3つのグループを作り、26週間継続させました。その結果、運動時間の増加量に応じて心肺機能が増進しただけでなく、脳機能、特に物がある方向や距離を認識する視覚空間認識能力が改善することがわかりました。ちなみに対照のグループでは、26週間の試験期間中に心肺機能も脳機能も低下しています。また、この研究では、単に運動時間を増加させただけではなく、4週間ごとに運動の強さも上げていっています。研究者たちはこのことも、脳機能改善には重要だとしています。運動能力が向上し、できなくなっていたことがまたできるようになるということは、とてもDelightfulなことだといえるでしょう。(8)

ここで紹介した運動の脳への好影響を示唆する研究は、ほんの一部にすぎません。いかがでしょうか。現時点で私の知る限り、運動について脳機能に対するマイナスの影響は報告されていません。

3 運動はなぜ脳に良いのか

メタボは病気ではない

研究者たちのもう1つの興味は、運動が脳に良いとしても、それがなぜなのかを解明したいという点です。こうした観点からの画期的な研究成果も、続々と報告されるようになってきました。これらの研究は、運動のさまざまな代謝改善の間接的な影響を病理学的に解明しようとするアプローチと、運動の直接的な影響を生化学的に解明しようとするアプローチに大別できそうです。

前者の例をいくつか紹介します。健康を害するすべての根源にあるのがメタボリックシンドローム、いわゆるメタボです。そもそも多くの方が運動に期待しているのはダイエット効果ではないでしょうか。メタボの評価項目は、第1段階がウエスト周囲径ですが、この値が内臓脂肪量をよく反映するためです。正確には、おへその位置の断面の脂肪面積を画像診断で調べます。内臓脂肪量の増加は、生活習慣病の最大の危険因子になっています。

ウエスト周囲径が男性で85㎝以上、女性で90㎝以上の場合、第2段階の血圧、血中脂質、血糖値、の3項目の評価に進みます。この3項目のうち、2つ以上に問題があればメタボと判定されます。

正確に理解しておいていただきたいのは、メタボは病気ではないということです。高血糖からの糖尿病、高値血圧からの高血圧症、血中中性脂肪高値やＨＤＬ‐コレステロール低値からの脂質異常症といったそれぞれの生活習慣病になる一歩手前まで来ている状況を表す言葉です。したがって、メタボの方に対する栄養や運動に関する指導は、医療行為ではなく健康支援サービスであり、医療保険は適用されません。この段階で何とか踏みとどまらせれば、国民医療費の増加も抑えられるという作戦です。

糖尿病患者の認知症発症率は２倍

まずは高血圧、脂質異常と認知症の関係です。高血圧と脂質異常による動脈硬化が原因で発症する脳卒中の、後遺症としての認知症（脳血管性認知症）はよく知られているところです。しかし、高血圧の状態だけでも認知能力を低下させます。長引く高血圧は高齢者において脳に血流障害をもたらし、その結果として前頭葉や側頭葉の白質に萎縮が生じる危険性が指摘されています。[9] 高血圧治療を受けていない高齢者ではこうした萎縮が観察されますが、高血圧治療を受けて血圧がコントロールできている高齢者は、健常者と変わりがないことがわかっています。運動による高血圧改善効果は減塩にも匹敵するとの別の研究報告もあり、かなり有効といえます。[10] このように、運動の高血圧改善を介した脳保護効果が推測されています。

次に高血糖と認知症の関係です。糖尿病患者は、そうでない人に比べて認知症をおよそ２倍発症しやすいことが知られています。[11] 理由の1つは、高い血糖値によって体内のさまざまなたんぱく質が糖化（糖が結合すること）や酸化を受けて異常たんぱく質となり、これが血管障害をもたらす結果として認知症を発症するというメカニズムです。これに加え、新たなメカニズムも発見されました。

体内で血糖値を下げる働きを持つホルモンは、唯一インスリンだけです。糖尿病を発症していない状態でも、高血糖が続くと血液中のインスリンの濃度も高い状態が続くようになります。一方でアルツハイマー病は、脳内のアミロイドβという、神経に対して毒性を持つ異常たんぱく質の蓄積による、脳神経細胞死が原因と考えられています。実はインスリンを分解する酵素とアミロイドβを分解する酵素は、ネプリライシンという同じ酵素なのです。インスリンの血液中の濃度が高い状態が続くと、より多くの酵素がインスリン分解に割かれるため、アミロイドβの分解が低下して脳への蓄積が早まり、その結果アルツハイマー病を引き起こすというメカニズムです。[12]

生活習慣病は認知症予備軍

近年、糖尿病治療の画期的な新薬が続々と登場しています。喜ばしいことではありますが、医療の進歩のおかげで健常人と何ら変わらない生活を長く送っている糖尿病の患者さんが周囲に増えてきています。そのせいか糖尿病に対する恐怖心が、薄らいできているように思えてなりません。みなさんが糖尿病よりもずっと恐ろしいと思っているアルツハイマー病に向かって一歩一歩進んでいると思えば、メタボで高血糖と評価された段階で何とかしなくては、という気持ちになれるのではないでしょうか。

以上ひと言で言ってしまえば、「生活習慣病はあらゆる認知症のリスクを相当に高める」ということです。

次に運動の直接的な影響を、生化学的に解明しようとするアプローチの例を紹介します。血液の中にはサイトカインという物質が流れており、細胞にさまざまな刺激を与えています。役割としては先述のインスリンのようなホルモンと変わりませんが、ホルモンのように貯蔵分泌する特別な組織がない点が異なります。

サイトカインは細胞の増殖、分化あるいは細胞死などを引き起こしますが、ニューロトロフィンという神経細胞に働くものもあります。脳で神経細胞の成長や生存維持に働いている代表的なニューロトロフィンに、ＢＤＮＦ（Brain Derived Neurotrophic Factor：脳由来神経栄養因子）があります。

最近の研究で、運動することによって脳内のＢＤＮＦの濃度が高まることがわかってきました。運動の脳萎縮予防効果の、より直接的なメカニズムとして注目されています。近い将来、運動のどのような要素が、どのように働いてＢＤＮＦが分泌されるのかが解明されることでしょう。[13]

④ 運動が与える脳への影響

条件設定の難しさ

運動の影響を調べる研究の難しさは、運動の強さ、時間、種類などの条件設定にあります。介入して被験者（実験参加者）に一定の運動を行わせたとして、脳に何の影響もなかったとしても、運動が強すぎたのかもしれないし、時間が短すぎたのかもしれない、運動の種類が適切でなかったから、などなどの可能性が残ります。また高齢者を対象にした場合、そもそも非常に個人差が大きいので、同じ運動をさせることすらできません。このような場合、最大筋力の70％といったような設定をしますが、そもそも個人差が生じているそれまでの暮らし向きの差を埋めることはできません。「運動強度（負荷の大きさ）は大きいほど効果がある」とする研究結果や、「種類（種目）が多いほど良い」とする研究結果が報告されてはいます。これを実践するとなると、「いきなりキツイ運動をいくつもやらなければ効果はない」になってしまいます。実際の研究においても、被験者全員が設定された運動を最後までやり抜くことは稀なくらい脱落者が出ます。脱落者からは終了時のデータが得られないので、簡単に言うと最初からいなかったものとして統計的に除外します。結果的に、脱落した人にとって設定された運動は、続ける価値がないものだったとすると、その人にとっては効果をもたらさない運動だったといえます。

楽しむことこそ大切

私が最も重要だと考えているのは、運動が楽しいのか嫌なのか、といった心理的な影響です。そして、こうした点こそが脳に対する運動の保護効果ではないのかとも思っています。好きな運動を楽しみながら、少しでも長く続けることを実践すれば、必ず脳は守られていると考えています。逆に、いやいやつらい運動を続けさせれば大きなストレスになり、脳を萎縮させることが動物実験で証明されています。また、楽しいことであれば、自然と少しずつできることを増やしていこうという気持ちにもなります。

私は最近まで、筋トレは一切していませんでした。しかし、最近少しずつ始めるようになりました。その理由は、生涯に1回でも多くフルマラソンを走りたいと思う気持ちが、筋トレは嫌いだという気持ちを上回るようになったからです。今の私より速くフルマラソンを走る70歳以上のランナーは、とてもたくさんいます。こうした方々がお手本になり、私に希望を与えてくれています。しかしながらそのためには、漫然と走っているだけではダメだということを知りました。だから嫌いな筋トレも続くし、続けているうちに少しずつ楽になるので、未だに楽しくこそありませんが、ストレスではなくなりました。

研究者の飽くなき探求心とその結果生まれる新発見には、私も研究者の端くれとして大いに興味があります。しかし、もはやそうした発見を待つまでもなく、運動を始めて継続するに値する証拠は十分にそろっていると言えるのです。認知症を避けたいと考えるのであれば、現時点で最も確かな方法は運動をすることなのです。

第2章　第三の人生はクライマックスだ

❶ 長寿社会の人生設計

定年後の人生

団塊の世代の方々が、続々と定年を迎えています。この世代の方々の現時点での生存率はおよそ80%だそうです。生きて定年を迎えられなかった方は、わずか5人に1人しかいなかったということになります。戦前まで、平均寿命は50年足らずでした。団塊の世代の方々が生まれた頃でも60歳を少し超えた程度だったので、ご本人たちも「こんなに長生きできるとは……」と、さぞや戸惑っておられるのではないかと想像します。

人生は本当に長くなりました。食生活の向上や医療の進歩がこれほど急速に進むとは、誰が予想することができたでしょうか。しかし、団塊の世代の後に続く世代である私たち40代、50代の人間は、ありがたいことに長寿社会の現実を理解したうえで作戦を立てることができるのです。

定年後の人生は「第二の人生」などと呼ばれてきましたが、その期間はそれほど長くないことが前提になっていたように思います。地上に出てきたセミが、自由に空を羽ばたくことのできる束の間の時間のようなイメージではなかったでしょうか。その程度の短期間なら、勢いだけで何とか終わりまでたどりつけたかもしれません。国民年金にしても、スタート時点の平均寿命は60歳くらい

図1　寿命延伸の推移予測

2025年には、平均寿命が男性81歳、女性88歳を超える。健康寿命も延びる。
「老後」ではなく、「第二の人生」「生涯現役」へ。

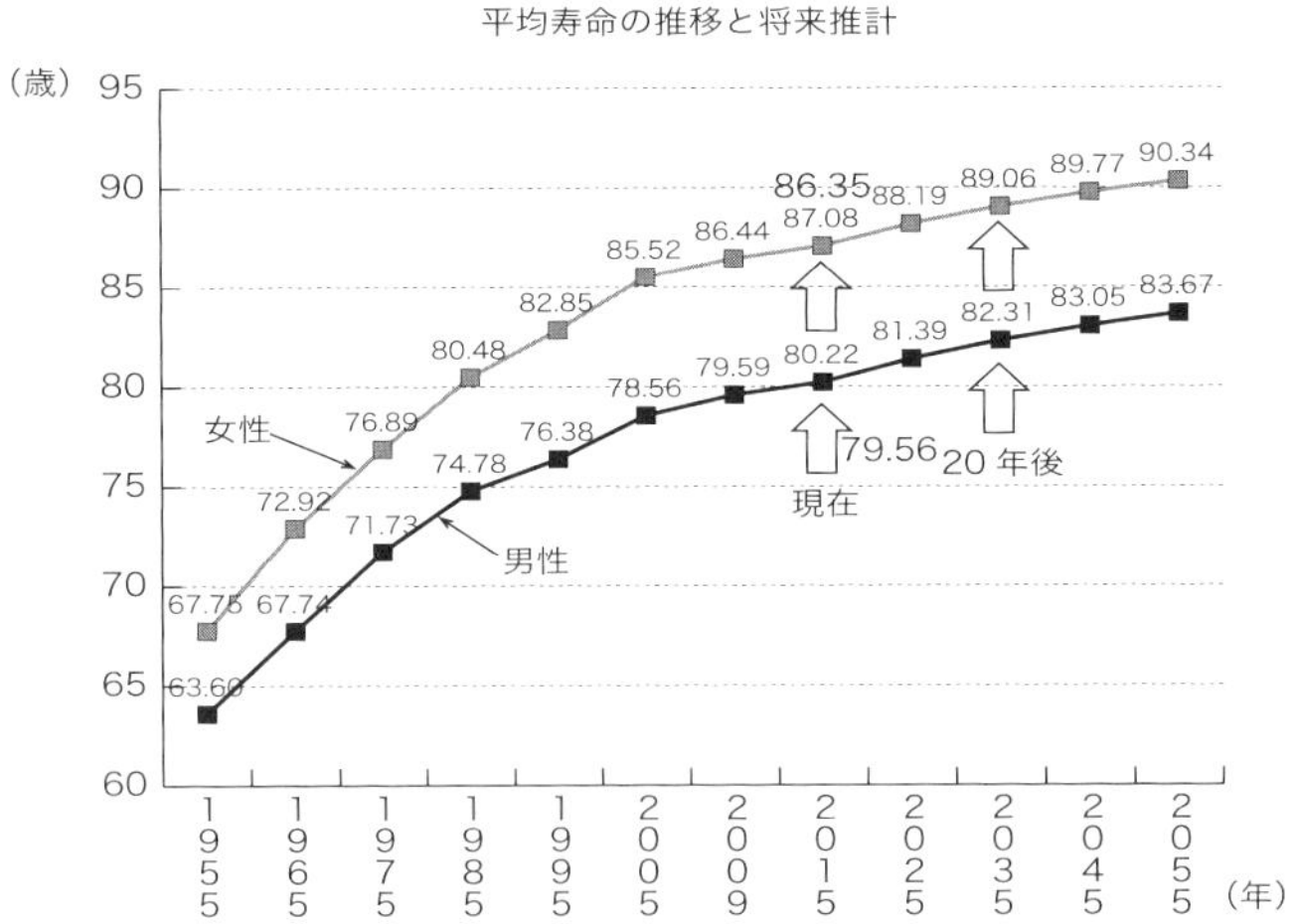

資料：2005年までは、厚生労働省「完全生命表」、2009年は厚生労働省「簡易生命表」
2015年以降は、国立社会保障・人口問題研究所「日本の将来推計人口（平成18年12月推計）」の出生中位・死亡中位仮定による推計結果

でした。定年後、せいぜい5年か10年。しかし、今はそういかないのです。

人生を3つのステージに分割して考える

第二の人生が長くなったのだから、しっかりとした計画を立てて生きていくことが必要になってきているのです。長い期間を計画するのだから、その準備にもそれなりの時間が必要になります。

そのために人生を3つのステージに分けて考えると良いでしょう。第一のステージは、社会人になるまでの「成長期」です。心身ともに大きく成長するこの時期は、一般的には社会に出るための準備期ととらえられていますが、人生でこの時期にしか経験できないこともたくさんあり、生涯の大切な思い出とな

る出来事も少なくないでしょう。

例えば初恋。これは先々において生涯の伴侶を見つけるための練習でもあり、人生の一大イベントではなかったでしょうか。身体と心が成長し、勉学を含む知識を身につけ、恋愛や友情を育みながら社会人になるまでの期間を第一の人生と考えると良いでしょう。

社会に出て労働者として定年まで働くのが第二の人生。「勤労期」です。大多数の人間は働かなくては生きていけませんが、働くためだけに生まれてきたわけではないので、この期間も人生の1つの期間として独立した区分で考えると良いでしょう。

そして、労働から解放される定年後から死を迎えるまでが第三の人生になります。これが人生の集大成期、「クライマックスステージ」です。第一の人生では、大学受験や就職活動などを例に挙げるまでもなく、かなりのエネルギーを第二の人生を充実させるために使ってきたはずです。であるならば第三の人生を充実させるためには、第二の人生の間に相応のエネルギーをかける必要があることを理解していただけるでしょう。それがクライマックスプランニングという考えです。

② いつからクライマックスステージに備えるか

仕事人間の賞味期限

勤労期で自分の仕事を遂行するうえでの最も重要なスキルが絶頂期（ピーク）を過ぎたことを自覚したら、クライマックスプランニングを始めましょう。人間国宝の方のように1つの仕事を生涯かけて極め続けるという生き方をするのであれば、第二の人生にピークは存在しません。登り続ける人生には、そもそもクライマックスプランニングは不要です。

普通の勤め人をはじめ、私のような研究者であれ自営業の方であれ、労働によって生活を営んでいる人間の場合にはそうはいきません。勤労期に、定年の日を迎えるまで仕事に追われて過ごす人も少なくありません。それはすばらしいことでもあります。

しかし、自覚がなく惰性でその選択をしているケースもありがちです。定年を迎え、自分にとって職場がなくなる（変わる）のですから、その時点で容赦なく生き方を変えざるをえない状況になるにもかかわらず、「少しのんびり過ごしてから次のことを考える」という方が多いのではないでしょうか。しかし、それからでは選択肢がかなり少なくなってしまうのです。

誰しも自分が所属する会社や団体などの組織にとって、自分が必要不可欠な存在でありたいと思いたいものです。しかし、現実にはそんな人間は一握りもいないと思います。組織は一個人に影響されるほど脆弱ではないからです。

大きな組織ほど代わりの人間はいくらでもいますし、むしろそうでない組織は、組織としての基盤が危うく、リスクが高すぎます。勤労期に磨いてきたスキルを活かして、定年後も似たような仕事に就けるケースも少なくないでしょうが、定年前と同じような仕事環境が用意されるケースは少ないと思います。

それは、労働の多くのスキルには賞味期限（ピーク）があるからです。古い細胞が死に、新しい細胞が生まれるという新陳代謝によってわれわれは生命を維持し、成長していきます。社会も組織も基本的には同じで、高齢者が退き、若者が頭角を現すことで進歩するのです。寂しく感じるかもしれませんが、自然の摂理ではないでしょうか。

むしろ、スキルがピークを過ぎていることを自覚することが、クライマックスプランニングの第一歩といえます。そして、これに気付くのは早ければ早いほど良いのでしょう。なぜなら、その分クライマックスステージの準備期間が長く取れるからです。ではそのピークを、どうやって見つけたら良いのか考えていきましょう。

ピークを過ぎた自分を自覚する

みなさんも若い世代の成長を妨げ、将来の可能性の芽を摘むような、下手に頑張る自称ベテランをたくさん見てきていることと思います。そして自称ベテランの主張が過去の成功体験に基づくものである場合、その方は間違いなくピークを過ぎています。職位が低い後輩たちが、それをはっきりと指摘することはないものです。

では、どうしたら自覚できるでしょう。実は、後輩たちの言葉の端々からサインが出ているものです。自ら意識を持って、若者の発言に耳を傾けるのです。それは簡単にはできません。非常に勇気がいることだからです。これまで自分が信じてきた価値観が根こそぎ否定される可能性もあるからです。自分の信じてきた価値観は、自分が生きてきた時代に即したものですから、時代が変われば価値観も変わるのは当然で、若者から自分の存在を否定されたのではないのです。耳を傾けた彼らの発言の中に、自分にはない発想、チャレンジ、成長などの点で新しさを感じることがあれば、自分はピークを過ぎていると自覚するべきでしょう。もっともピークを過ぎて長い時間が経つと、それすら感じなくなってしまいますが。

私の場合、学会で若手研究者の発表に理性的かつ客観的に耳を傾けたことで、自分のピークを自覚することができたと思います。もちろん私とて、すんなりそれが受け入れられたわけではありません。最後にあがきもしました。研究者としての無理がたたり、それが原因で脳動脈瘤が破裂したわけです。今でも若手よりは高い給料をもらっているので、なかなか許してもらえないことも多いのですが、ピークを過ぎたことを自覚している今は、「いないよりは、いたほうが少しはまし」くらいの存在感がちょうど良いと思っています。

こんな風に肩の力が抜けたことで、自分の視野が一気に広がりました。今も細々と研究を続けてはいますが、画期的な研究をして業績を上げようとは思っていません。もちろん研究成果が世のため人のためになってくれればそれはうれしいことですが、自分の知的好奇心を満足させることに研究の動機が移ってきています。そうなると単純に楽しいので、ネガティブな実験結果にも面白さが感じられるようになりました。脳に抱えている爆弾のことも、次第に気にならなくなっています。ピークに達するまでの苦労を、終わったこととして懐かしく思い起こし、そうした経験ができたことに感謝の気持ちすら生まれています。そして第三の人生に向けてギヤチェンジ、「クライマックスプランニング」を始めたのです。

アンチエイジングの観点から考えると、目標を設定できる運動系の内容を軸にすることが大切になります。例えば本書で紹介するマラソンです。50歳そこそこで始めることは簡単ですが、60歳から始めると故障のリスクが多少は大きくなります。周囲も反対するにちがいありません。

アニメのサザエさんに、波平さんがジョギングを始めたら、「もう歳なんだから！」と家族みんながら止めるというシーンがありました。まだ定年でもない現役サラリーマンの波平さんに対してです。マラソンもそうですが、始めるのが遅くなればなるほど上達も遅く、面白味も半減してしまいます。運動系でも俊敏性を求められる競技は、さらに上達が遅くなるので続かないかもしれません。これというスポーツが見つからなければ、迷わずマラソン＝ランニングを始めることをお勧めします。

❸ クライマックスステージの長さは？

「死ぬこと」と向き合う

クライマックスプランニングでまず悩むのが、ステージの長さをどう考えるかではないでしょうか。私が講演会などでお尋ねすると、「いつ死ぬかなんてわからないじゃないか！」とおっしゃる方が実に多いです。

もちろん自分の死期を正確に予想することなどできませんが、死を恐れて、目を向けたくないという気持ちもあるのではないでしょうか。

そこで私は、最近ちょっと意地悪な質問をすることにしています。日本人の三大死因はがん、心疾患、肺炎の3つ。これに脳血管疾患を加えるとほぼ7割を占めています。

ということは、多くの人はこのいずれかで亡くなることになるわけです。これを四択で「死ぬなら、どの病気を選びますか？」と、選んでいただくのです。

参加者の皆さんの反応は、いつもほぼ同じです。若者は適当に選んで手を上げるのですが、高齢の方は、どれにも手を上げない方が多いのです。

私は、「本日は、高齢ながら不死身な方が多いようですね」と皮肉を言ったりします。おそらく

図2　日本人の死因

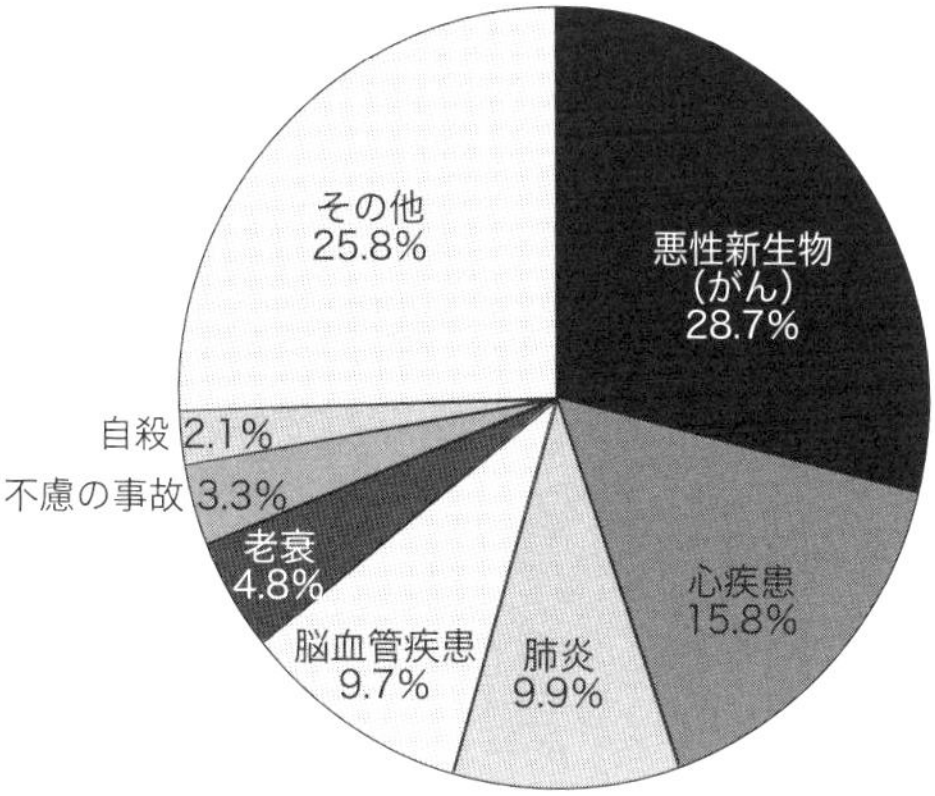

平成 24 年度　厚生労働省発表

考えたくないから、考えたこともなかったのだと思います。

私の講演会は市民健康講座のような企画が多いので、そこに来られる方々は、きっと生きる意欲を強く持っておられるのでしょう。とはいえ間違いなく不死身ではないので、いずれ何かで亡くなるのです。確率的に7割の方は、この四大疾患が原因です。

その時期も統計的に考えれば、大きな誤差なく決まっています。クライマックスプランニングで重要なことは、いつ頃、何が原因で死ぬかを怖れずに仮決めすることです。

何が原因になるかについては、親類縁者の死因から推定するのが一つの方法です。

私の場合、父も祖父も脳出血で他界しているし、私自身がすでに2度も発症しているので、これで逝く可能性がきわめて高いと考えています。親類縁者の情報がなければ、「がん」に仮決めするのが科学的態度でしょう。統計的には2人に1人ががんを患い、3人に1人ががんが原因で死亡しているので、これが一般的に最も可能性が高いといえます。私のような特殊な事情がない方は、がんを覚悟しておかなければいけないといえるでしょう。

実は、私はがんで死ねる可能性が高い人のことを、少しうらやましく思っています。講演会ではさらに意地悪く、こんな質問もします。「それでは、要介護になるのとがんになるのはどちらが良いですか？」。

この質問には先ほどはどれにも手を上げなかった高齢の方々が一斉に手を上げ、がんを選びます。ここでタネ明かしをします。

死因と寿命を想定してみよう

実は、要介護の原因となる疾患は、1位、脳血管疾患、2位、認知症、3位、老衰、4位、関節疾患と続き、がんが原因で要介護となるのはずっと少なく全体の2％に過ぎないという調査結果が出ているのです。

私は、がんは病気というよりも老化の一種だと考えています。詳しくは後で解説しますが、肌のシワは代表的な老化現象です。シワは紫外線などによる皮膚のコラーゲン分子のダメージが蓄積した結果です。皮膚がんも同様に紫外線による皮膚細胞の遺伝子のダメージが蓄積した結果発症しま

図３　要介護となる原因疾患

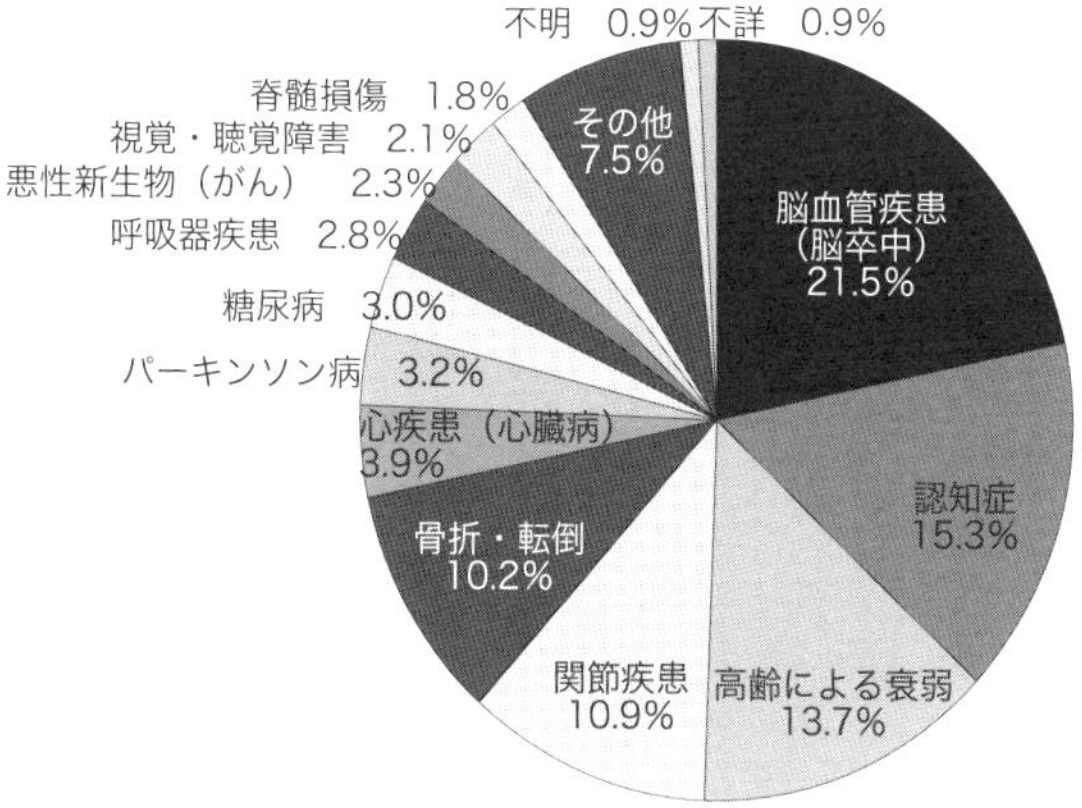

平成22年国民生活基礎調査：厚生労働省

すが、ダメージの蓄積には何十年もの時間がかかります。60歳が平均寿命だった時代には、多くの人ががんという老化現象が現れる前に亡くなっていたのです。医療が進歩することによって寿命が延び、がんを発症するまでに要する時間ができたということなのです。年老いてシワができることを受け入れるように、がんも老化の一つとして受け入れなければならないのでしょう。ただし、ダメージの蓄積を少なくする努力はできるし、そのことによってがんの発症を先延ばしすることはできます。これこそがアンチエイジングです。

さて、死因が決まったところで次は寿命です。自分がいつ死ぬか、予定を決めることはあまり楽しいことではないかもしれません。しかし、期間が決まらなければ計画は立てられないので必須の作業です。目安に厚生労働省が５歳刻みで発表している平均余命を使います（表1）。

表1　平均寿命と平均余命

(1)　主な年齢の平均余命

（単位：年）

年齢	男			女		
	平成26年	平成25年	前年との差	平成26年	平成25年	前年との差
0歳	80.50	80.21	0.29	86.83	86.61	0.22
5	75.74	75.45	0.29	82.07	81.84	0.23
10	70.77	70.49	0.28	77.09	76.87	0.22
15	65.81	65.52	0.29	72.12	71.89	0.23
20	60.90	60.61	0.29	67.16	66.94	0.22
25	56.05	55.77	0.28	62.23	62.01	0.22
30	51.21	50.93	0.28	57.32	57.09	0.23
35	46.38	46.09	0.29	52.42	52.19	0.23
40	41.57	41.29	0.28	47.55	47.32	0.23
45	36.82	36.55	0.27	42.72	42.49	0.23
50	32.18	31.92	0.26	37.96	37.74	0.22
55	27.68	27.44	0.24	33.28	33.07	0.21
60	23.36	23.14	0.22	28.68	28.47	0.21
65	19.29	19.08	0.21	24.18	23.97	0.21
70	15.49	15.28	0.21	19.81	19.59	0.22
75	11.94	11.74	0.20	15.60	15.39	0.21
80	8.79	8.61	0.18	11.71	11.52	0.19
85	6.24	6.12	0.12	8.35	8.19	0.16
90	4.35	4.26	0.09	5.66	5.53	0.13

(2)　平均寿命の年次推移

（単位：年）

和暦	男	女	男女差
昭和22年	50.06	53.96	3.90
25-27	59.57	62.97	3.40
30	63.60	67.75	4.15
35	65.32	70.19	4.87
40	67.74	72.92	5.18
45	69.31	74.66	5.35
50	71.73	76.89	5.16
55	73.35	78.76	5.41
60	74.78	80.48	5.70
平成2	75.92	81.90	5.98
7	76.38	82.85	6.47
12	77.72	84.60	6.88
17	78.56	85.52	6.96
22	79.55	86.30	6.75
23	79.44	85.90	6.46
24	79.94	86.41	6.47
25	80.21	86.61	6.40
26	80.50	86.83	6.33

注:1)平成22年以前は完全生命表による。
2)昭和45年以前は、沖縄県を除く値である。

ちなみに56歳の私の場合、55歳の平均余命である27・68歳から1を引き小数点以下を切り捨てた26年とすると、予想寿命は82歳で平均寿命より少し長くなります。

ＢＭＩ（体格指数）という値があります。体重（kg）÷身長（m）÷身長（m）で計算される値ですが、この値は22が標準とされています。ＢＭＩが18・5未満であればやせ、25以上であれば肥満の疑いありとされ、どちらも生活習慣病発症リスクが高まります。

ただし最近の研究では、ＢＭＩと寿命との因果関係は明確でないことが報告されています。なぜなら薬物治療によって、肥満に起因する生活習慣病の進行をかなりコントロールできるようになったからです。

確かに死のリスクについてはＢＭＩで大きな差はないものの、疾病によってはクライマックスステージに暗い影を落としかねません。肥満の人は普通体重の人よりも医療費がかかるので、経済的な自由度が下がる点でも疾

図4　BMIと死亡率

がん死亡、心疾患死亡、脳血管疾患死亡、その他

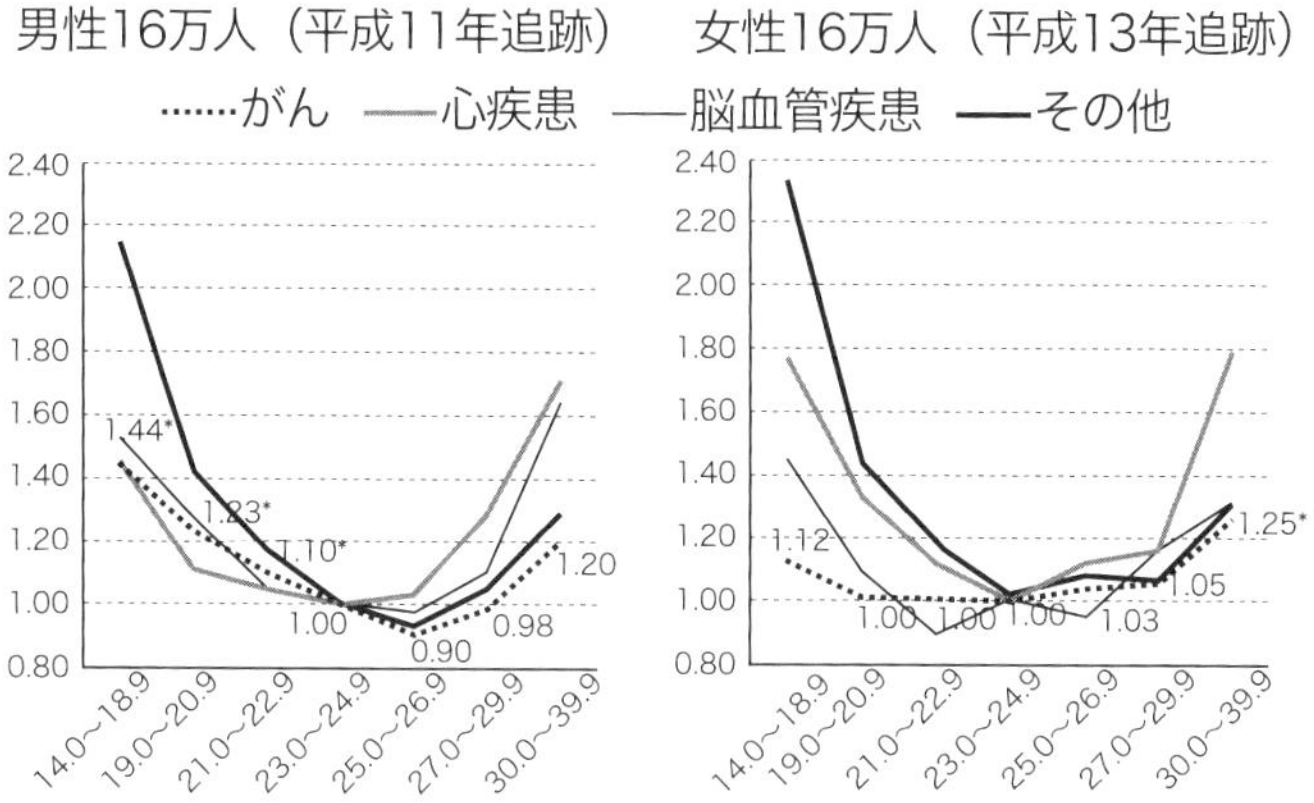

国立がん研究センター

病予防は重要といえるでしょう。

　思い当たる要因がない方は、大まかに年齢プラス平均余命まで生きると考えましょう。私自身は特殊事情があるので、年齢プラス平均余命から5歳引いた77歳に設定しています。現在56歳ですから、残り21年間です。こう考えていくと、もうそれほど残りが長いわけではないことが鮮明になります。私の場合、60歳で退職したとしても残り17年しかないわけです。こうすることで一日一日を大切にして、しっかり生きる計画を立案する意義が自覚できるわけです。

④ 先立つものをどう考えるか

蓄財はどこまで必要？

老後に向けて貯蓄に励んでいらっしゃる方が多いと思います。少子高齢化で年金制度が崩壊し、将来は年金がもらえなくなるのでは……という不安を煽る報道が頻繁に流されています。一方で老後の生活には3000万円必要とか、5000万円必要とかいった数字がまことしやかに流されています。蓄財推奨で潤う業界の方々の思惑でしょうか。

65歳に定年を迎え、その後20年間生きたとして、本当に3000万円、年間150万円も必要なのでしょうか？「元気なうちはともかく、病気になったら子供たちには迷惑をかけたくない。だからお金だけが頼り」といったお気持ちもあると思います。「要介護になったときに入る老人ホームの費用を貯めておく」という考えではないでしょうか。

こうしたことに関しては、イメージではなく客観的かつ正確に理解しておくことが大切だと思います。

老後の資金として3000万円必要という根拠の一つに、老齢夫婦の家計が月々6万円の赤字になっているという調査結果（総務省統計局統計調査部消費統計課）があります。

表２　総務省統計局　家計調査

http://www.stat.go.jp/data/kakei/sokuhou/nen/

高齢無職世帯の家計収支（総世帯）-2014年-

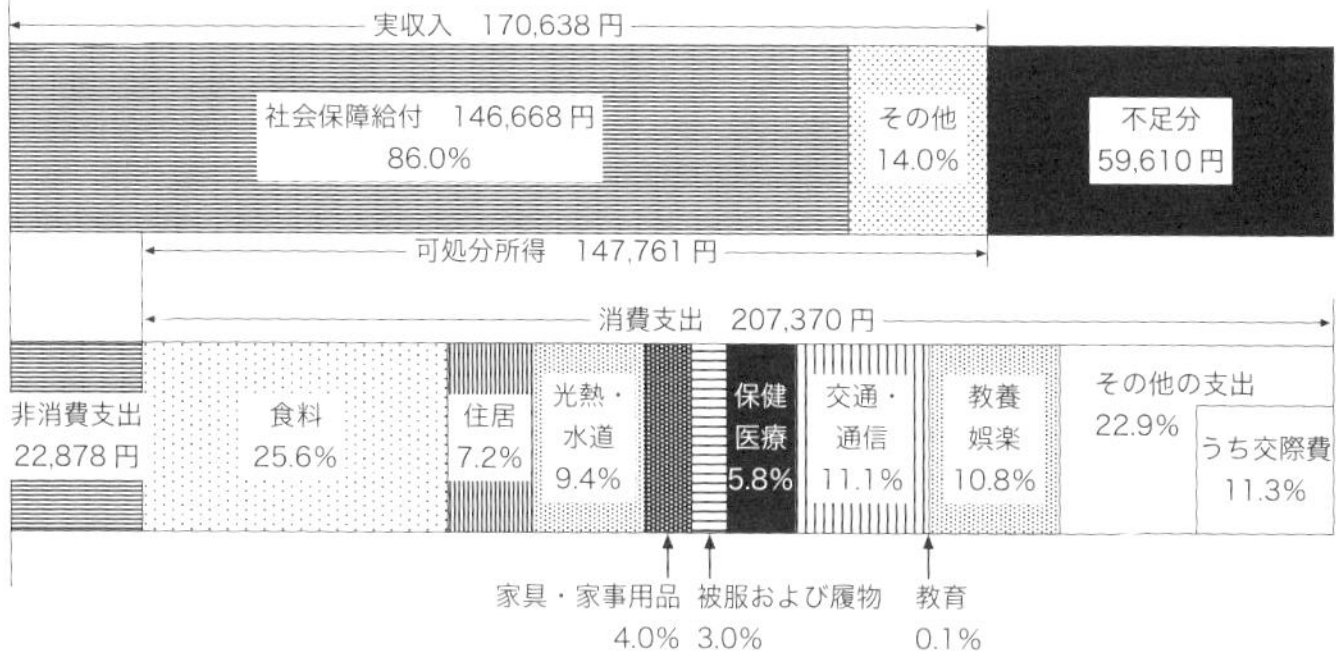

（注）１　高齢者無職世帯とは、世帯主が60歳以上の無職世帯である。
２　図中の「社会補償給付」および「その他」の割合（%）は、実収入の内訳である。
３　図中の「食料」から「その他の消費支出」の割合（%）は、消費支出の内訳である。

6万円×12カ月×20年で１４４０万円、これに病気や葬儀の費用としての予備費１５００万円を加え、およそ３０００万円必要とする考え方です。

しかし、この調査結果はまったく別の解釈をすることができます。まず、赤字という表現が適切でないと思われるからです。確かに年金などの収入だけでは支出を賄えていないのですが、生活を切り詰めても必要になるお金という意味ではないのです。その根拠としては、高齢者は、死亡時に平均して２０００万円以上の貯蓄があるからです。

一方、自身で築いた財産を自分の代で使いきって死にたいと考えている高齢者は、半数に上るといわれます。こうした方々が貯蓄を取り崩して豪華な海外旅行に出かけたりする費用も、「赤字」と表現される中に入っているのです。老齢夫婦家計調査の詳細を表２に示しておきます。この消費の詳細から、赤字（不足分）とされる６万円を節約することはそれほど難しくはないのではと思います。

死ぬまでの家計簿

光熱費などは無理としても、交際費や教養・娯楽費、交通通信費などは節約の余地がかなりありそうに思えます。ネットでは多くのファイナンシャルプランナーの方々の老後資金の試算が紹介されていますが、3000万円の老後資金を貯めて退職すると、75歳頃でも2500万円の残高が残るとの意見もあり、調査結果を裏付ける計算です。

臨終に際して必要となる費用はどうでしょう。前述のように1／3以上の方は、がんとその関連疾患で亡くなります。がんで死亡する場合の終末医療費は、入院期間が平均で39・3日、107万9000円という調査結果があります。要介護になることはほとんどありません。循環器疾患で死亡する場合はこれよりもだいぶ高くなりますが、多くて500万円程度、平均で300万円程度のようです。

もう一度要介護の原因疾患について考えてみましょう。実は、ある日突然要介護になるケースはほとんどありません。1位の脳血管疾患と5位の骨折は、確かにある日突然発症しますが、発症後は病院での治療が続きます。この期間は医療保険制度のお世話になります。後遺症が残りながらも退院すべき状況に至り、受け入れ先が見つかってからが要介護となるわけです。

お金がないからと言って、行くあてもないのに病院から放り出されるわけではありません。受け入れてもらった環境に少々不満を持つかもしれませんが、残り少しと考えて我慢するのが賢明ではないでしょうか。次に老衰と関節疾患の場合です。これらの場合、一定の期間を経て要介護の状態に至ります。的確な運動を実践し筋肉を維持することで、これらの疾患を先延ばしにすることは比較的簡単です。

まずポジティブな生活を

残る問題は認知症です。私もそうですが、みなさんが最も避けたい病気ではないでしょうか。しかし、私のように原因不特定な脳血管異常がなければ、実はそれほど心配する必要はないのです。65歳以上での認知症の発症率は15％程度だからです。

これは当たらないことで有名な、あの東京マラソンの当選確率程度です。そして大ざっぱに認知症の原因疾患を分類すると、アルツハイマー病が50％、脳血管性認知症が30％で、この2種類がほとんどです。脳血管性認知症に対しては、血圧コントロールと動脈硬化予防というかなり有効な手段があります。その努力をしたうえで発症したら、運が悪かったとあきらめるしかないでしょう。

一方のアルツハイマー病は、およそ14人に1人ということになります。みなさんはこれまでの人生で14人に1人しか選ばれない選抜で勝ち残ったことがありますか？　そうそうたびたびはなかったのではないでしょうか。アルツハイマー病↓認知症↓要介護という流れは、そうそう可能性が高いものではないことがおわかりいただけたのではないでしょうか。

死亡時に残ってしまう資産は、2000万円から3000万円と言われています。やるべきことは、少ない確率におびえて蓄財に励むことではなく、健康なうちに医療介護費を減らせる楽しいお金の使い道を頑張って見つけることだと思います。

先述のように、身体活動と認知症の因果関係に関する研究も数多く報告されています。ひきこもった生活を送っている高齢者より、アウトドアで活動している高齢者のほうが認知症になりにくいというのはおそらく事実です。アウトドアで身体活動。これこそが「健康寿命の延伸」の本質なのです。

5 世に言うアンチエイジングって何だろう

老化は生まれたときから始まる

ここでは、アンチエイジング研究の現状をお知りになりたい方のために、少々専門的な内容をご紹介します。アンチエイジングの実践に必須の知識ではないので、難しく感じられる方は読まずに(9)食とアンチエイジングに進んでください。

辞書を見てみると、エイジング(aging)という単語の意味は歳をとることです。〝歳をとる〟には単純に年齢が増すという加齢の意味と、この加齢に伴って生理的機能が低下するという、いわゆる老化の意味が含まれています。この言葉に抗う、反対するという意味のアンチ(anti)という接頭語がくっついてできた造語が今はやりのアンチエイジングです。当然のことですが、1年経てばすべての人は平等に1歳ずつ歳が増えますので加齢に抗うことはできません。アンチエイジングが抗加齢と訳されていることがありますが、厳密に言うと誤りで、抗老化が正しい訳となります。

年齢はみな平等に増えていきますが、生理的機能の低下には抗うことができます。では生理的機能の低下がいつから起こるのかというと、生まれたそのときからといえます。生きていくために最低限必要なエネルギー(基礎代謝量)のピークは、急速に成長して体も成人並みに大きくなる中学生、高校生の時代です。しかし、体重1kg当たりで考えると、体の小さい赤ちゃんのときのエネルギー消費量が最大で、その後加齢とともに低下していきます。アンチエイジングは老化を実感し始める年齢の人たちを対象にしている言葉のように感じますが、実は生まれたそのときから意識すべきものといえるのです。

実例を挙げてみましょう。例えば骨量です。身体活動を支持する働きをする骨は、運動によってその量も質（骨密度：骨の中のカルシウム濃度）も高めることができます。20歳から30歳の頃、骨量は最大となります。骨量が最大に達した後は、男女ともに低下していくのが一般的です。積極的に運動することで骨量の減少スピードを抑えることは可能ですが、限界はあるようです。そして若年層の平均値の70％以下に骨量が低下してくると、骨折しやすい状況、いわゆる骨粗鬆症となります。高齢での骨折は要介護の原因の第5位で、全体の1割を占めています。骨粗鬆症は代表的な老化現象といえます。そして現在考えられている最善の予防策は、若年期に骨の最大量（ピークボーンマス）をできるだけ高めておくということ、すなわち若年期に十分な栄養を取りながらしっかり運動することなのです。アンチエイジングは、若い頃から意識する必要があるものなのです。

立っていること＝アンチエイジング

では中高年になったら手遅れかというと、出遅れであることは否めませんがあきらめる必要もありません。詳細な研究結果は後述しますが、70歳以上になってもトレーニングで筋力を倍以上に増やすことは可能だからです。とはいえ〝手遅れ〟という状態もあります。かなりの肥満で動けない、運動すると危険、あるいはすでに膝や腰が痛くて動かせないというようにトレーニングができない場合です。ここからのリカバーは非常に困難といわざるをえません。大切なのはトレーニングができる状況にあるうちに、トレーニングを開始し習慣化するという当たり前のことなのです。

ちなみに私は最寄駅が始発の電車に乗って通勤していますので、車内で座ろうと思えば確実に座れます。しかし、50歳を過ぎてから座るのをやめました。日常のこんな工夫やエレベーターを使わず階段を利用することなども立派なアンチエイジングなのです。バスや電車で高齢者に席を譲ることは美徳とされています。高齢者の方々は個人差が大きいので一律にはいえませんが、見方によってはアンチエイジングの機会を奪っているともいえます。それよりもなによりも高齢者に席を譲るということは、その高齢者よりも若いということで、そもそも座るべきではない年齢層の人ということになります。

実際に1日に座っている時間と死亡率の関係を調べたというカナダの研究があります。起きている間の、ほとんど座っている（デスクワーク）人からほとんど立っている（立ち仕事）人までを座っている時間に応じて5段階のグループに分け、12年間にわたり追跡調査して死亡率との関係を調べています。その結果、座っている時間が長いグループほど死亡率は高くなり、ほとんど立っているグループと比較したほとんど座っているグループの死亡率は、約1・7倍にも達したのです。[14] 研究が開始された時点で、すでに起きている間ずっと立っていることが難しい状態となっていた方も参加していた可能性もあるので、因果関係が100%とはいえませんが、少なくとも一日中立っていられる体力は維持しておいたほうがいいといえます。体力がないから疲れやすい↓疲れるので座る↓座るから体力が衰えるという悪循環を脱するため、今日から座るのをやめてみてはいかがでしょうか。〝立つ〟は、最も安全で手軽な間違いのないアンチエイジング法なのです。

老化のメカニズムは未解明

このように運動が最も有効なアンチエイジング法であることはわかっているのですが、そもそも老化自体がどうして起こってくるのかについては、いくつもの仮説が提出されている段階で、結論はまったく出ていません。以下に代表的な説を紹介します。

まずは細胞の分裂(遺伝子の複製)には回数制限があり、制限オーバーになると個体の死が訪れるという説です。実験的に細胞を繰り返し培養していくと、ある時点から細胞が分裂しなくなります。これがひいては個体の死につながるというものです。しかし余命いくばくもない高齢者であっても、介護の際の入浴は欠かせません。入浴の必要があるということは、垢、すなわち役目を終えた皮膚細胞が絶え間なく排出され、新しい皮膚が生まれていることの証です。だとすれば細胞分裂に回数制限があったとしても、それは少なくとも通常の寿命よりも長く設定されていると考えたほうが自然でしょう。

次に遺伝子の異常を原因とする2つの説を紹介します。1つ目は遺伝子の異常が蓄積することが原因であるとする説です。原発事故で関心が高まっている放射線などは、普通に生活していても少しは浴びてしまいます。そのために遺伝子に少しずつ傷がついていきます。また、細胞が分裂する際には新たに遺伝子を複製しますが、その際に間違いが起こってしまうことがあります。こうした後天的な遺伝子の変化が蓄積し、最終的に細胞が機能しなくなるという説です。遺伝子の傷が生命を脅かすということはまぎれもない事実です。先の放射線やタバコに含まれる成分が遺伝子を傷つけ、がんを発症させ死に至らしめるからです。喫煙習慣は皮膚のシワやたるみなど人の外見上の老化を加速することが、同じ遺伝子を持つ双子（一方が喫煙、他方が非喫煙）の観察研究で明らかにされています。[15]

2つ目は、そもそも老化というものが遺伝子にプログラムされているとする説です。早老症という、老化と似た生理的機能の低下や外見の変化が異常に早く起こり、若くして亡くなるという病気があり、その原因遺伝子も特定されていることが根拠です。

しかしこれら2つの説には、共通の未解明な点があります。病気や外部刺激で発症してくる老化と、われわれの体に生理的に起こってくるある意味正常な老化が、同じであるか否かという問題です。

さまざまな仮説

このような遺伝子を原因とする説以外にも、異常物質が体内に蓄積することが老化の原因とする説があります。生体内に、本来は存在して欲しくない成分がたまっていく現象がいくつもあります。糖尿病の診断に用いられるヘモグロビンA1cをご存じの方も多いと思いますが、これは赤血球にある酸素を運ぶヘモグロビンというたんぱく質と血糖が反応してできる成分です。白内障は水晶体の中のクリスタリンというたんぱく質が糖と反応して白濁してしまう病気です。またアルツハイマー病の患者さんの脳には、アミロイドβという異常たんぱく質の蓄積が認められ、これが発症の原因と考えられています。皮膚のシワもコラーゲンというたんぱく質に異常な結合が生まれて蓄積していくことにより増え、さらに深くなっていきます。

重度の床ずれである褥瘡《じょくそう》という病気があります。寝たきりの高齢者に発症しやすく、尾てい骨部に好発し、皮膚ばかりかその下の筋組織までが失われ、骨が見える状態まで悪化することもあります。そんな状況の高齢者にとっても、栄養状態を整えることで褥瘡から回復させることが可能であり、これは組織を再生する機能が維持されていることを意味しています。また、再生した皮膚には大きなシワはありません。シワは生きていくうえで取り除く必要がないから、残されているだけだ

と思われます。(16)

この他にもいくつかの老化原因説が提唱されていますが、一番知られているのが酸化ストレス説ではないでしょうか。ちまたでは活性酸素（生体成分を酸化することで機能低下をもたらす）を除去する抗酸化物質を含む食品が、アンチエイジングフードとして大ブレイクしています。

6 アンチエイジングフードは何か

赤ワインブームを検証する

前述のように、運動には確実なアンチエイジング効果があります。にもかかわらず運動はさておき、食べる物を選ぶことでアンチエイジングをしたいと考える方々が非常に多いのを感じます。そんな方々が飛びつきやすいのがアンチエイジングフードと呼ばれ、次から次に話題となる健康にいいかもしれない食品です。私たちの体を形作っている物質は元をただせば食品ですから、アンチエイジングにおいてもその影響が大きいことは間違いありません。

しかし、老化のメカニズムは科学的には未解明な部分がほとんどといっていい状況なのです。健康増進の3原則である運動・栄養・休養の3つが複雑に絡み合って老化の進行に影響しているのです。なのにアンチエイジングフードばかりが話題となるのはなぜでしょうか。運動よりも楽で簡単、運動が嫌いな人でも食べることはしますし、場合によってはおいしいからだと思います。

ご記憶にある方も少なくないと思いますが、だいぶ前に赤ワインブームという社会現象が起こりました。簡単な経緯はこうです。フランス人は喫煙率が高く、食生活でも肉などからの脂肪の摂取が多いにもかかわらず、心臓に酸素と栄養を運ぶ冠動脈という血管の動脈硬化に基づく虚血性心疾患の発症が少ないという事実があり、これがフレンチパラドックスと呼ばれていました。

その原因を究明しようと試みた研究者が、赤ワインに含まれるポリフェノールを1つの候補物質として一流誌に発表したのです。[17] この研究がきっかけとなり、わが国で空前の赤ワインブームが起こったのです。赤ワインのポリフェノールは、ブドウの皮の部分に含まれている成分です。

このブームに目を付けたとある飲料メーカーが、ポリフェノールの含有量を高めたブドウジュースを開発して販売しました。しかし、ヒット商品にはならなかったと記憶しています。私自身もそうだったのですが、ワインというお酒が飲みたかったのであって、飲み過ぎ注意が原則のはずのお酒に錦の御旗が立ったことで、一気に消費が拡大したのだと思います。少なくともポリフェノールで動脈硬化を予防しようという目的が第一ではなかったといえるでしょう。

赤ワインについては最近も話題になりました。ポリフェノールの1つにレスベラトロールという成分があって、これが長寿に関係すると期待されているサーチュイン遺伝子が作るたんぱく質を活性化し、長寿に寄与するのではとの研究結果が報告されました。[18] しかし今回は、赤ワインブームといえるほどの社会現象は起こりませんでした。赤ワインブームが起こったのは今から20年近く前。当時に比べ、食と健康にまつわるこうした科学的な情報が今ではちまたにあふれかえっていて目立たないからだと思います。サーチュイン遺伝子が長寿遺伝子であるかどうかも、まだはっきりした証拠はありませんし、ヒトにおける効果についての直接的な科学的証拠はほぼゼロです。ちなみに、サーチュイン遺伝子は運動や摂取エネルギー制限によっても活性化されることがわかっています。[19] もしサーチュイン遺伝子を長寿遺伝子と信じるのであれば、やはり運動するのが第一でしょう。

抗酸化作用を持つ栄養素の効果は？

あえてここまで話を進めたうえで、アンチエイジングフードの代表格である抗酸化食品について説明しましょう。私たちの体は酸素を使いながらエネルギーを生み出し、そのエネルギーで生命を維持しているわけですが、その過程でどうしても活性酸素という化学的に非常に反応性が高くなった酸素が発生してしまいます。紫外線などを浴びることでも活性酸素が体内に増加します。わかりやすく言うと、この活性酸素の働きによって体の部品がさびるということです。活性酸素が加齢に伴う変化である、シワ、シミといった皮膚の変化やがんの発生など、いわゆる老化の大きな原因と考える酸化ストレス説の原因分子です。そしてこれを防いでくれるのが、抗酸化作用を持つ代表的な栄養素、ビタミンC（アスコルビン酸）やビタミンE（トコフェロール）です。それ以外にも植物には多くの種類の抗酸化物質が含まれています。

その代表的な成分が、前述のレスベラトロールのところにも出てきたポリフェノールと呼ばれる化合物の類です。植物は強い紫外線から身を守るため、自らこうした物質が作れるように進化してきました。それを動物である私たちが、自分の体を守るために利用しようというわけです。

多くの大規模な研究が行われてきていますが、実はこうした成分の摂取が直接的に老化を遅らせるという科学的に確かな証拠はまだ得られていません。また最近、期待とは逆の研究報告が相次いでいます。

抗酸化物質の摂取が、運動による筋損傷の回復を遅らせるとするものや、糖尿病の方などでは、運動することによってインスリンの血糖値を下げる働きがよくなるが、抗酸化物質の摂取が、血糖値に対する運動の効果を打ち消してしまうという研究結果が発表されました。[20]

もちろん抗酸化物質の摂取が完全に否定されるものではありませんが、少なくともオールマイティーではないということは事実のようです。きっとこんな体の応答があるのでしょう。「急で不意な出費がかさんだら、何とか取り戻そうと一生懸命働く。出費分を取り戻したとしてもすぐに止めるわけにもいかないので、しばらく頑張り続ける。結果的に出費よりも収入が上回り、貯金が増える」といったイメージです。

運動生理学の世界では、筋トレというダメージ（借金）で最終的に筋肉が増えるという現象を超回復と呼びます。一時的なマイナスは、それより大きなプラスを生むのです。

一方で栄養学の世界では、〝間違いない〟と断言できることは実は意外と少ないのです。抗酸化物質の例のように常識と思われていた事柄が、科学の進歩によっていくつも覆りつつあります。手を替え品を替え、次々にダイエット食品が登場してブームとなりますが、多くはふれこみどおりの効果がないから長くは続きません。実は食生活もいたずらに特別なことをしないほうが無難なようです。

栄養学の研究者として長年働いてきた私の結論はこうです。特別な食べ物に期待するのではなく今の高齢者の食生活を見習えば、少なくともその年齢までは到達できる可能性が高いということです。お手本がすでにあるのです。医療の進歩もあり、今日までのおよそ1世紀で、平均寿命はほぼ倍近くまで延びました。しかしこれからは、30年先になっても数歳しか延びないと予想されています。であれば現在の高齢者の食生活は、ほぼ満点といってもいいものなのです。

7 食は健康の基本（栄養）

体に良い食べ物…はあてにならない

食と健康ブームのおかげもあってこそ仕事ができている私ですが、行き過ぎを感じることも少なくありません。セミナーなどで、「先生がお勧めの体に良い食べ物は何ですか？」と質問されることもしばしばです。

私たちは、明らかに有害成分を含んでいる食べ物を食べる習慣はあまりありませんが、どんな食べ物でも食べ方によっては体に悪いといえるからです。特に「〇〇という食品には〇〇という成分が含まれていて、〇〇病の予防になる」といったフレーズには要注意です。〇〇という成分が聞きなれないものであればあるほど、長期間食べ続けても安全かどうかの確認はされていないと考えるべきだからです。

逆の場合も然りで、「〇〇という食品には〇〇という成分が含まれているので、健康に良くない」も、最新の研究によってしばしば覆ることがあります。

では、何を目安に食生活を整えたらいいのでしょうか。少し繰り返しになりますが、それは現在の高齢者の食生活です。現在の超高齢社会が実現した理由は、医療や公衆衛生の進歩によるところが大きいといえますが、食生活の向上も非常に大きな要因であることは間違いありません。

食の欧米化による生活習慣病の増加といった過栄養の問題が取り沙汰されますが、結果としては寿命は延び続けています。因果関係を考えると、高齢者は健康を気遣って食生活の健全化を図っているのではなく、健全な食生活をしてきたから高齢になれたと考えたほうが納得できる調査結果があるのです。

高齢者の食生活に学ぶ

政府によって毎年、国民健康・栄養調査というものが実施され、詳細な結果が厚生労働省のホームページで公開されています。その内容を見ると、現在の高齢者の食生活は非常に適切であることがわかります。私たちのお手本といってよいものなのです。例えば、以下のような傾向が見て取れます。

・ほとんどの方が朝食を食べている。
・肉より魚を好んで食べている。（図5）
・野菜や果物を十分摂取している。（図6）
・乳製品の摂取習慣がある。

朝食の欠食は、肥満の原因になることが明らかにされています。20代や30代の若年層では、

図５　年齢階層別主要たんぱく質源摂取状態

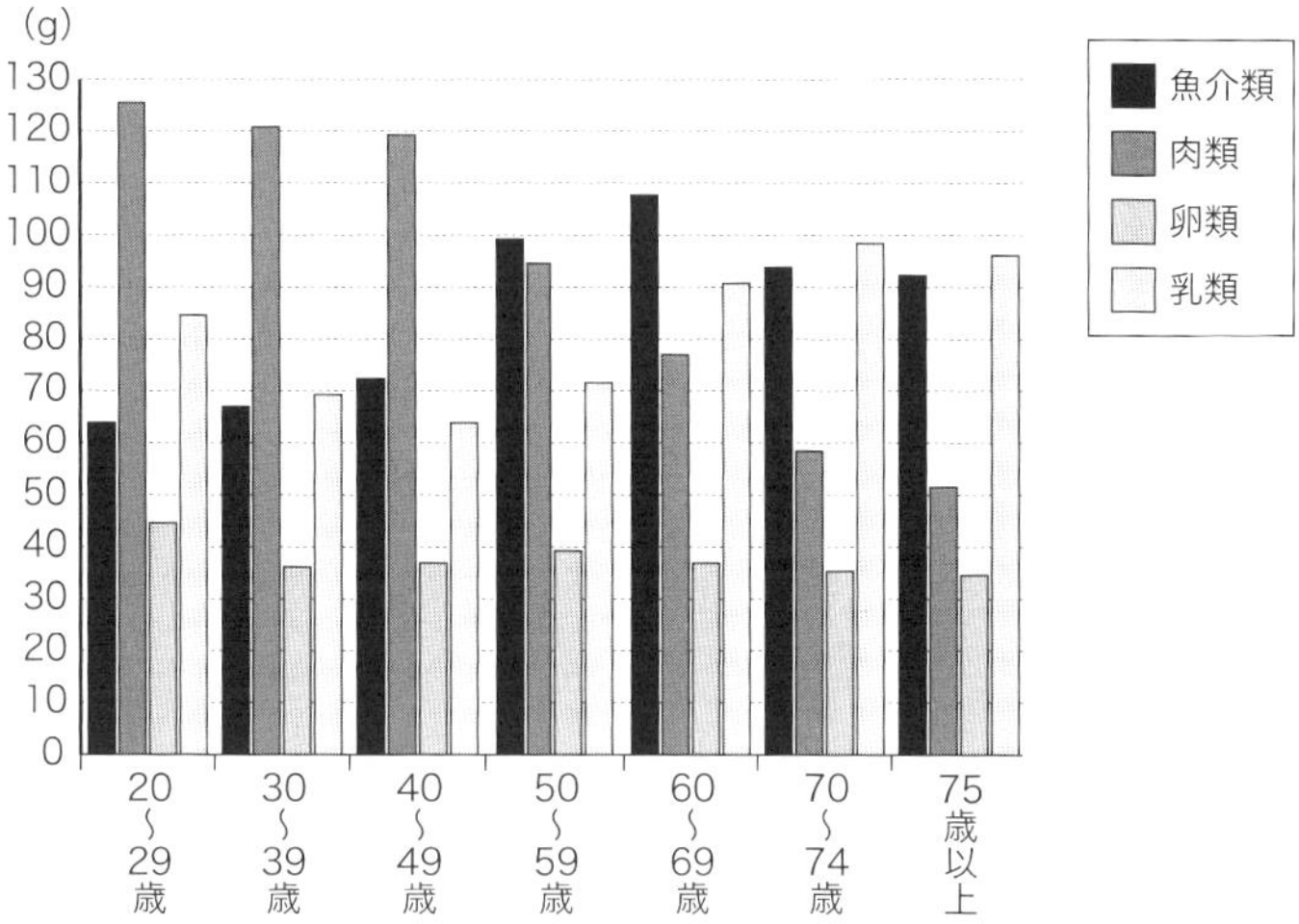

図６　年齢階層別野菜・果実摂取状態

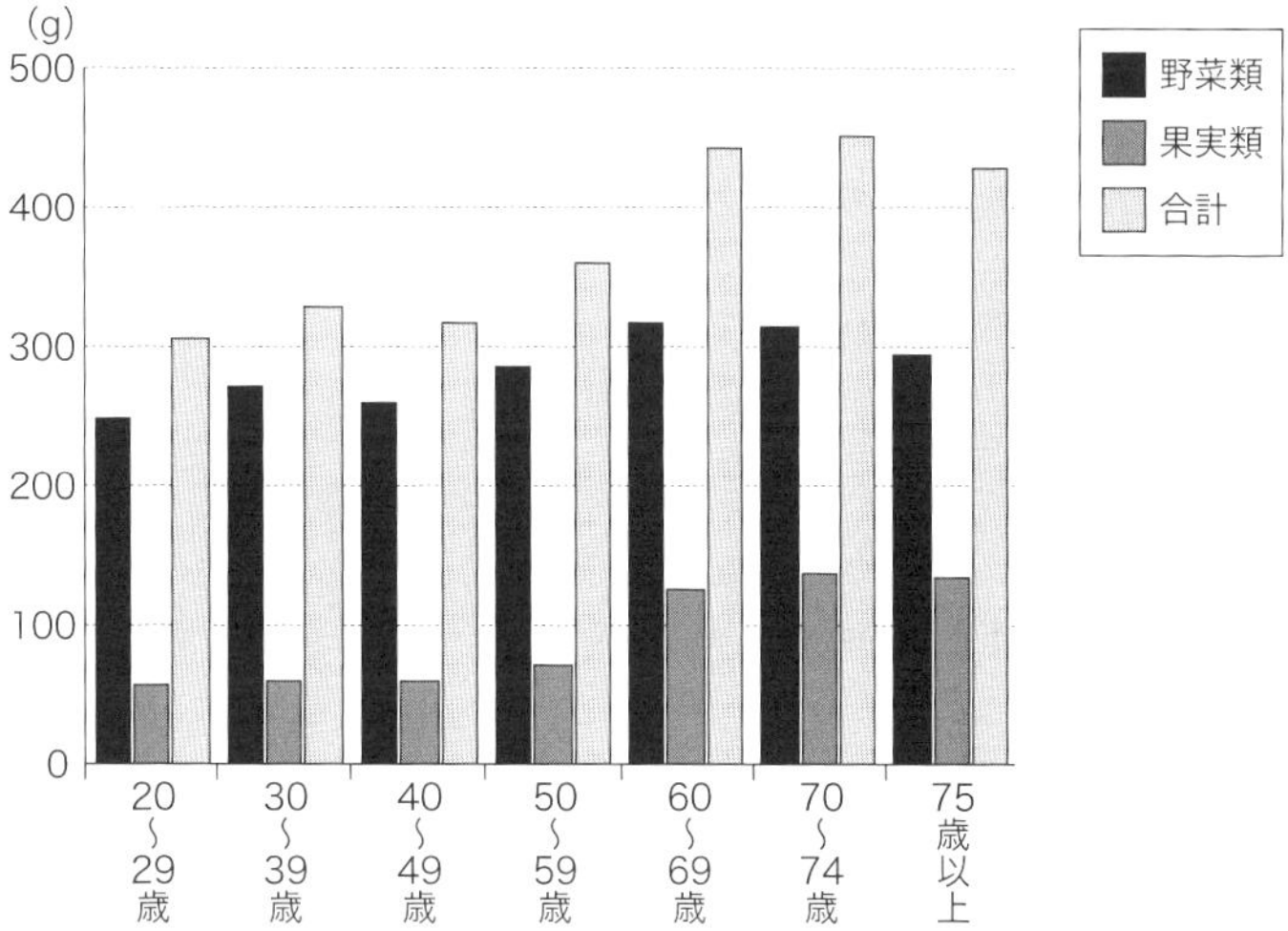

朝食の欠食率は30％近くに及んでいます。

魚の油に含まれるω《オメガ》‐3と呼ばれる脂肪酸の健康効果は、医薬品としても利用されるほど確かな効果をもたらす成分です。ω‐3脂肪酸にはエイコサペンタエン酸（ＥＰＡ）やドコサヘキサエン酸（ＤＨＡ）があり、血中中性脂肪やコレステロールを下げて動脈硬化を予防する働きや、血栓ができるのを防ぐ働き、アレルギーを改善する働きなど多彩な健康効果が知られています。また、シャケやマスに含まれるビタミンＤが、骨や筋肉の維持に重要な役割を果たしていることもわかってきました。

野菜や果物の摂取は、一般的にビタミンや食物繊維の摂取が目的と理解されているようですが、1日350ｇの摂取が推奨されているのは、がんの予防効果があるとされるためです。乳製品はカルシウムの摂取のために重要なだけではなく、良質のたんぱく質補給の点でも優れています。

以上のように高齢者の優れた食生活から計算される栄養素の摂取状況は、ほぼ完璧です。近年、若年層で不足が懸念され、サプリメントに依存する傾向が見られるビタミン類やミネラル類といった微量栄養素の摂取状況も優れています。こうした状況を維持していけば、さらなる長寿記録の更新が達成されることは間違いないでしょう。

と、ここで話を終わらせてしまっては、私がいまだに栄養学の研究を続けている理由がなくなります。あえて2つの栄養成分についてお伝えしておきましょう。

表３　厚生労働省　認知症有病率（65 歳以上）

認知症有病率等調査について

都市部における認知症有病率と認知症の生活機能障害への対応

（厚生労働科学研究筑波大学朝田教授）

【認知症有病率等】

○認知症の全国有病率推定値 15％（95％信頼区間で 12％〜17%）

○全国の認知症有病者数約 439 万人（平成 22 年）と推計。(95%信頼区間で約 350 万人〜497 万人)

【MCI 有病率等】

○ MCI（正常でもない、認知症でもない（正常と認知症の中間）状態の者）の全国の有病率推定値 13％（95％信頼区間で 10%〜16%)

○全国の MCI 有病者数約 380 万人（平成 22 年）と推計。(95%信頼区間で約 292 万人〜468 万人)

※上記は、全国の 65 歳以上の高齢者についての推計値である。

http://www.mhlw.go.jp/file.jsp?id=146270&name=2r98520000033t9m_1.pdf

認知症は先延ばしできる

洋の東西を問わず、高齢者が最も恐れているのは認知症ではないでしょうか。ただし認知症が恐れられている理由は、洋の東西で異なるようです。欧米諸国では認知症によって人格が損なわれて個人の尊厳が失われるから。わが国では介護によって身内に迷惑をかけるからだそうです。私は高齢者ではありませんが、脳出血歴があるので確率的には認知症を発症しやすいといわれており、気になるところです。

そこで注目されるのが、水に溶ける水溶性ビタミンである葉酸です。最初にほうれん草の葉から見つかったビタミンなので、こう名付けられました。今はあまり話題にはなりませんが、テレビ番組がきっかけで10年ぐらい前に大ブームが起こったビタミンです。

葉酸はビタミンＢ6およびＢ12とともに、動脈硬化に関係すると考えられている血中のホモシステインという物質の濃度を下げることが確かめられています。

現実に脳卒中への予防効果は、12年間に及ぶ大規模な縦断研究によって確認されています。心血管の動脈硬化による心疾患が深刻な米国では、その予防の観点から、国策として１９９８年から

当たりの葉酸の含有量　単位：μg　成人男子推奨量：240 μg
成人女子推奨量：240 μg

		（水分が 40%未満のベスト 8）	
そら豆	120	ドライイースト	3,800
こねぎ	120	焼きのり	1,900
わけぎ	120	味付けのり	1,600
にんにくの茎	120	せん茶の茶葉	1,300
サニーレタス	120	抹茶（粉）	1,200
納豆	120	わかめ（素干し）	440
ブロッコリー	120	たたみいわし	300
ケール	120	あおのり（乾）	260

保健医療科学院

穀類１００ｇに１４０μｇの葉酸の添加が義務づけられました。

その結果、この葉酸強化策実施から脳卒中死亡率は年々下がり続け、わずか5年間で10％も減少したのです。

実はこの結果は、２００６年に論文で発表されました。[21] わが国で葉酸ブームが過ぎ去った後のことです。トピックスでブームが起こり、それが証明されたときにはブームは下火。これが現実のようです。

葉酸の効果

葉酸については、直接的な認知症の予防効果についての研究も数多く発表されています。積極的に摂取する、十分な科学的

表4　葉酸を多く含む食品

葉酸					食品100g
葉酸の多い食品　葉酸は、レバー、うなぎ、緑黄色野菜に多く含まれます。					
葉酸の多い食品ベスト32（水分が40%以上）					
鶏レバー（肝臓）	1,300	パセリ	220	酒粕	170
牛レバー（肝臓）	1,000	からし菜漬け	210	すじこ	160
豚レバー（肝臓）	810	ほうれん草（生）	210	日本茶（玉露）	150
うなぎ（きも）	380	あさつき	210	クレソン	150
うに	360	なの花	190	レバーペースト	140
えだまめ	260	よもぎ	190	きょうな	140
モロヘイヤ	250	しゅんぎく（生）	190	たまごの卵黄	140
芽きゃべつ	220	アスパラガス	180	きょう菜の塩漬	130

根拠がある状況に至っていると私は考えています。

脳卒中といった脳血管疾患は、高血圧によってもリスクが高まります。わが国では1970年代から1990年頃までのおよそ20年間にかけて、優れた降圧薬の普及によって脳卒中死亡率が劇的に低下しました。中高年の食生活上の数少ない問題点の一つは食塩の過剰摂取です。実際の調査結果でも塩分摂取量の多い年代で、高血圧者の割合が増えています。葉酸摂取と減塩によって、さらにわが国の脳卒中による死亡率が低下することが期待されます。

葉酸は、わが国では1日に240μgの摂取を推奨しています。先の国民健康・栄養調査結果から、若年層ではこの値に達していませんが、食生活の優等生である高齢者においてはこの値をクリアしています。しかしながら米国での推奨量は、わが国の倍近い1日400μgに設定されています。脳卒中や認知症を予防するためには、より多くの葉酸を摂取する必要があると思われます。

葉酸はレバーや緑黄色野菜に多く含まれています。ちなみに先にも述べたとおり葉酸は水溶性で、余剰に摂取しても速やかに尿中に排泄されてしまいます。ですから副作用を心配する必要はありません。逆に体内にためることが難しいので、絶えず意識して摂取することが必要です。とはいってもレバーは好き嫌いもあるでしょうし、頻繁に食卓に登場する食材でもありませんので、緑黄色野菜を積極的に取ることを考えるといいでしょう。

表４は、葉酸を多く含む食品です。えだまめ、芽きゃべつ、ほうれん草、しゅんぎく、あさつき、クレソン、わけぎ、ブロッコリーなどに多く含まれていますが、がっつり食べる野菜が少ないと感じるかもしれません。実は、最近スーパーなどでよく見かけるえんどう豆の新芽、豆苗《とうみょう》は、わけぎと同程度の１００ｇ当たり１５０μｇの葉酸を含んでいます。高齢者の場合はこれを１パック、およそ１００ｇをプラスで食べれば、米国基準レベルで葉酸をほぼ充足することができます。

どのように摂取するか

水耕栽培で生産される豆苗は、他の葉もの野菜と違って天候次第で価格が大きく変動することがないので、習慣的に常食するのに適した野菜だと思います。一度収穫して食べてしまっても、残った種と根に水をやれば、10日もするともう一度収穫できるので２度おいしい野菜でもあります。１パック１００円ぐらいで買えるので、１食当たり50円とお手頃です。

レバーも野菜も苦手という方は、まず第一に偏食の矯正が必要ですが、サプリメントで補給する方法もあります。

葉酸はB群のビタミンなので、B群がすべて摂取できるタイプのサプリメントには葉酸も配合されています。後述しますが、B群の複合ビタミンサプリメントは、マラソンにも関係するので私も常備しています。もちろん、すべてのビタミンが配合されているマルチビタミンサプリメントにも入っています。

近年、不妊治療をされている女性に薬として葉酸が処方されているので、葉酸に不妊治療効果があると勘違いしている方が多いようです。葉酸には、胎児の正常な発育を助けるという働きがあります。妊娠初期に母体の葉酸が欠乏すると、胎児の神経管閉鎖障害という先天性の奇形のリスクが高まります。このリスクを防ぐため、妊娠する可能性が高くなる不妊治療時に予防的に葉酸が処方されているのです。妊婦さん用に鉄やカルシウムを一緒に配合したサプリメントもありますが、一般の方々はB群複合ビタミンサプリメントがお手頃でよいと思います。

1日に葉酸が150μg程度取れる配合のものが購入の目安になります。サプリメントは配合された成分のみの摂取を目的にしたものです。善きにつけ悪しきにつけ、それ以上でもそれ以下でもありません。

例えば十分な野菜の摂取にはがん予防効果が期待できますが、それが野菜のどんな成分によるものなのか、それは単一成分なのか、あるいはいくつかの成分の複合的な働きなのかなどについては現状ではまったくわかっていないのです。

先述の豆苗は、そのまま育てればえんどう豆が収穫できるのに新芽の段階で収穫し食べてしまうのですから、ひと昔前までは宮廷料理で使われるようなぜいたく食材だったのです。そんなぜいたく食材を毎日毎日何十年も食べ続けたら何が起こるのか、実は誰も知らないのです。

別に豆苗に限らず、超長寿社会ではすべての食材が評価実験中といってもよいのかもしれません。まあ現在の高齢者の食生活をまねていれば、およそ半数の方は平均寿命に到達できるのですが、それ以上を望まれる方は、リスクを負いながらいろいろとチャレンジしてみてはいかがでしょうか。後になってみないとわからないのが、食生活や栄養に関する真実なのです。

❽ ブロッコリスプラウトでダイエットできる!?

ちょっと新しい理屈

野菜の新芽のことをスプラウトと呼びます。前述の豆苗やもやし、カイワレダイコンなどもスプラウトの一種です。最近ではスーパーでさまざまなスプラウトが売られていますが、個人的に興味を持っているのがブロッコリスプラウトです。

とあるテレビ番組で「ブロッコリスプラウトの摂取はダイエットにつながる」とコメントしたところ、翌日からスーパーで売り切れ状態となり、私自身が買って食べられなくなって困りました。テレビの影響力の大きさを痛感した出来事でした。ただし、残念ながら「ブロッコリスプラウトダイエット」には、まだ十分かつ直接的な科学的根拠はありません。あくまで私が考えた検証中の仮説という前提で、テレビでは伝えきれなかった、そのちょっと新しい理屈をご紹介します。

ダイエットとは体重、正確には体脂肪を減らすことです。そのためには食事などから摂取するエネルギーよりも多くのエネルギーを消費することによって、エネルギーの出納をマイナスにすることが絶対条件です。当然ながらダイエット中は、現状の体を維持するのには不十分な量しか食べられないことになります。そのため必ず空腹感が発生し、ダイエットを失敗へと誘います。私はブロッコリスプラウトの摂取が、空腹感を和らげる可能性があると考えています。

空腹感を発生させる最大の要因は、血糖値（血液中のグルコース「ブドウ糖」の濃度）の低下です。脳の視床下部という場所には血糖値の低下に応答して興奮する神経細胞群があり、ここで空腹感が生まれます。私も若かりし頃、そんな研究をしていました。脳は大量のグルコースをエネルギーとして消費しますので、血糖値の低下という危機的状況を素早く感知するシステムが備わっているのです。一方、空腹時の血糖値の低下を抑える働きをしているのは肝臓です。肝臓は、筋肉などの末梢組織で作られた乳酸やアラニンといった代謝物から糖新生という働きによってグルコースを作り、血中に放出することで血糖値の維持を図ります。かつては「脳がエネルギーとして使える栄養素はグルコースだけ」と考えられていましたが、これは間違いで、糖質が不足している状態ではケトン体という成分も脳でエネルギーとして利用されることがわかっています。実はこのケトン体は、脂肪を主に構成する脂肪酸から肝臓で作られ、血中に放出されている成分なのです。脳や筋肉へのエネルギーの供給を担っている肝臓は、言い換えると空腹感の軽減を担うダイエットに重要な臓器とも言えるわけです。

肝臓はダイエットのキモ？

この重要な肝臓をさまざまな悪影響から守る働きを持っているのが、ブロッコリスプラウトに含まれるスルフォラファンという成分です。スルフォラファンは、ジョンホプキンス大学のポール・タラレー教授が、がん予防のための植物成分を探索する過程で発見した成分です。スルフォラファンのがん予防についての研究はかなり進んでおり、ちょっと検索しただけでも千数百報の学術論文が見つかります。スルフォラファンはブロッコリ以外にはほとんど含まれておらず、また成熟したブロッコリよりもスプラウトのほうが約7倍も多く含んでいます。ブロッコリの品種選定や栽培方法の工夫で、スルフォラファンの含有量を普通のブロッコリの約20倍にまで高めたスプラウトも市販されています。

スルフォラファンは、もともと生体に備わっている抗酸化酵素群や解毒酵素群などを活性化することによって、肝臓を種々のダメージから守る働きを持っています。肝臓は、口から摂取されて消化吸収を経た大部分の成分が最初にたどりつく臓器なので、飲食品の影響を大きく受けます。

肝臓にダメージを与えるわかりやすい例はアルコール（お酒）で、飲み過ぎは脂肪肝を発症させます。「二日酔いで気持ちが悪いのに空腹感はある」といった経験はありませんか？　肝機能の低下による低血糖やケトン体供給不足が原因かもしれません。

繰り返しになりますが、これはまだ検証中の仮説です。今試してみたいのであれば、食事を少し減らした状態で、ブロッコリスプラウトを食べたときに空腹感が軽減されるかどうか確認してみてください。空腹感が軽減されたと感じたならば、あなたにとっては〝効果あり〟です。もちろんプラセボ効果（偽薬効果）も含まれますが。

ちなみに、みなさんが良くご存じの「体に脂肪がつきにくい」トクホ（特定保健用食品）のお茶は、カテキンという成分が肝臓での脂肪酸代謝酵素を活性化することによって効果が現れると考えられています。私の仮説とは少々視点が異なりますが、肝臓がダイエットに重要な役割を担っている臓器であることは、どうやら確かなようです。

さて、私がブロッコリスプラウトを食べている理由をお話しします。日焼け予防とマラソンの持久力アップです。日焼けは、日光に含まれる紫外線による皮膚の酸化的ダメージの結果です。実はスルフォラファンを皮膚に塗って紫外線を照射すると、日焼けが防がれるという研究結果が報告されています。高濃度の溶液を塗布した実験なので、口から食べても効果があるのかはわかりませんが、勝手に期待しています。肝臓による血糖値の維持やケトン体の供給は、食欲の抑制だけではなく、筋肉へのエネルギー供給という役割も果たしています。そのため肝機能は、マラソンの持久力維持にも影響します。どの程度意味があるかはわかりませんが、さして効果が感じられないサプリメントをあれこれ使うよりよりずっと安上がりですし、手軽に食べられておいしいうえに、支出は食費（小遣いではなく、家計）からです。これらの効果については一研究者の希望的な仮説なので検証するつもりはありませんが、ご参考まで。

9 食とアンチエイジング

お肌が若返る栄養素?

高齢者になったら背が小さくなり、シワシワでよぼよぼしているのが当たり前と考えていらっしゃらないでしょうか?

実はきわめて単純な栄養素の不足がその背景にあるのに、現実には高齢であることが理由で、その原因が見逃されていることが少なくなかったようです。

先に褥瘡という疾患について触れましたが、少し前までは多くの寝たきりの患者さんに発症していました。もう高齢だから傷が治らなくても仕方がないと考えられていたのだと思います。褥瘡ができたら、かつては死期が近いという判断材料にすらなっていたようです。

ところが、こうした褥瘡の多くが特定の栄養素の不足に起因していることがわかり、近年急速に改善が進んでいます。その栄養素とは亜鉛(Zn)です。結晶の外観が鉛《なまり》に似ていることから亜鉛と名付けられたらしいのですが、強い毒性を持つ鉛とはまったくの別物で、化学的にも安定し、きわめて毒性の低い必須栄養素のミネラルです。

この亜鉛を含む胃潰瘍治療薬を処方することで、多くの褥瘡が治癒することがわかったのです。

褥瘡が治癒するということは、非常に重要なことを意味しています。寝たきりになっているようなかなりの高齢者においても、栄養的な改善が図られれば、皮膚が新生するということを示しているのです。

私は先日、ジョギング中につまずいて転んでしまいました。その際に膝をアスファルトの路面にこすりつけてしまい、大きな擦り傷を負い出血しました。とぼとぼと近くの公園まで行って水道で傷を洗い流してみると、かなり深い傷ができていました。そのときに思いました。私よりもずっと高齢な方の褥瘡だって治るのだから、この傷も治ると。

少々時間はかかりましたが1カ月もすると、傷は跡形もなく消えました。言葉を変えれば、傷を負った部分の皮膚が再生した、すなわち若返ったのです。少々乱暴な言い方ですが、これを美容上の目的で意図的に行うのがいわゆるピーリングです。

高齢者の食生活の数少ないもう一つの問題点は、実はこの亜鉛の摂取量が不足している可能性があることなのです。

高齢者の栄養摂取はどうあるべきか

実は、どのような食生活が高齢者に適しているのかという点については、十分な研究が行われているとは言い難い状況にあります。そもそもかつては高齢者が少なかったわけですから、対象者が少なく研究の重要性が低かったといえます。また、高齢になると何かしらの疾患を抱えている方が多いことや個人差が大きいことなどから、研究対象として扱いにくいということもあります。

例えば高齢者はたんぱく質について、どの程度摂取すべきなのかすら明らかにされていません。たんぱく質が代謝されて生じる尿素の、尿中への排泄のためには腎臓に負担がかかるので、たんぱく質の摂取は少なめが良いとする考え方があります。確かに糖尿病を患っている方ではそうかもしれませんが、筋肉量を維持するためには若年層よりも多く摂取すべきだという考え方もあります。

屋内で過ごす時間が長い高齢者は日光に当たらないので、紫外線を浴びることで体内で生成するビタミンDが不足しがちであるといわれています。ビタミンDは骨の主成分であるカルシウムの生体利用を高めることから、骨の健康維持に重要なビタミンとして古くから知られてきましたが、近年になって筋肉の維持にも重要な働きをしていることがわかってきました。

こうしたことから高齢者においては、ビタミンDのより積極的な摂取が推奨されるようになってきています。それでもウォーキングやジョギングなどアウトドアで活動している方に対してはどうなのかは不明です。このように生活状況や健康状態など個人差がきわめて大きい高齢者においては、食生活のありかたや栄養の過不足は、個別に考えていかざるをえないことだといえます。

しかしながら亜鉛の摂取不足については、多くの高齢者に共通の問題点であろうと考えています。この結果は、ω-3脂肪酸やビタミンDの摂取という側面では優れているといえる「肉より魚」の

表5　亜鉛を多く含む食品

食品100g当たりの亜鉛の含有量　単位：mg　成人男子推奨量：9mg
成人女子推奨量：7mg

く含まれます。

						(水分が40%未満のベスト8)
4.3	コンビーフ缶	4.1	子牛ばら肉	3.6	ビーフジャーキー	8.8
4.2	牛肉（もも）	4.0	マトン（もも）	3.4	パルメザンチーズ	7.3
4.2	いかなご	3.9	しゃこ	3.3	煮干し	7.2
4.2	毛がに	3.8	鶏肉（レバー）	3.3	ピュアココア	7.0
4.2	たらこ（焼）	3.8	プロセスチーズ	3.2	たたみいわし	6.6
4.2	牛肉（ランプ）	3.8	牛肉（サーロイン）	3.1	抹茶（粉）	6.3
4.2	牛肉（レバー）	3.8	ずわいがに	3.1	松の実	6.0
4.1	牛肉（リブロース）	3.6	たらこ（生）	3.1	ごま	5.9

保健医療科学院

選択に起因しているのです。

表5は、亜鉛を多く含む食品です。亜鉛を突出して多く含む食品は牡蠣ですが、そう頻繁に食べる食材ではありません。通常の食生活では、牛肉が主たる供給源になっていると考えられます。ハンバーガーや牛丼などで牛肉を常食している若年層に比べ、高齢者で摂取量が唯一劣っている栄養素が亜鉛なのです。

亜鉛の働き

ここでは、亜鉛に興味をお持ちになった読者のために、専門書（「亜鉛の機能と健康」日本栄養・食糧学会監修）の内容を紹介します。興味のない方は、(10) アンチエイジング実践のポイントは何か？に進んでください。

20世紀初頭、栄養素としての亜鉛の重要性が確認されました。1934年にトッド・エルベージェムらの研究グループは、ラットを低亜鉛食で育てると成長・発育が阻害されることを発見しました。その後、亜鉛が生体内の300種を超えるさまざまな酵素や解毒機能を持つメタロチオネインの構成成分となっていることが明らかにされました。

1961年にはアナンダ・プラサドらの研究グループが、イランのシーラーズ地方で肝臓・脾臓の肥大や皮膚病変を伴う極端な成長の遅れ（小人症）と第二次性徴が未発達な思春期の男性群を発見し、その原因が亜鉛の欠乏によるものであることを明らかにしました。

これらの発見以後、亜鉛はセックスミネラルとも呼ばれ、強精作用を期待する健康食品として摂取されてきています。

亜鉛

亜鉛の多い食品　亜鉛は、牡蠣、牛肉に多

亜鉛の多い食品ベスト32（水分が40%以上）		
牡蠣（生）	13.2	たいらがい
豚肉（レバー）	6.9	牛肉（ひれ）
ほや	5.3	たまご（卵黄）
牛肉（肩）	4.9	はまぐりの佃煮
かに缶	4.7	牛肉（ミノ）
牛肉（肩ロース）	4.6	牛肉（もも）
牛ひき肉	4.3	たらばがに
牛肉（尾／テール）	4.3	ローストビーフ

また近年、高度に精製された加工食品に依存した食生活を送っている若年層で、亜鉛の典型的な欠乏症として最も良く知られている味覚障害（味盲）の発症例が増えているとの問題が指摘されています。

生体内での亜鉛の働きは、大きく分けると4つあります。①酵素の働きに関与する触媒作用、②たんぱく質の構造を形作る構造機能、③免疫制御や生体内情報伝達を介した調節機能、④解毒機能です。先に紹介した褥瘡の治療効果は、主に亜鉛のこうした機能によるものです。

亜鉛がたんぱく質を生成する？

少々難しい話ですが、体内でたんぱく質が合成される過程を簡単に説明します。たんぱく質の設計図は、アデニン、グアニン、チミン、シトシンという4種類の塩基の並び順として、遺伝子であるデオキシリボ核酸（DNA）に記されています。この遺伝子から、メッセンジャーRNA（mRNA）という設計図のコピーが作られます。この段階を転写といいます。

転写によってできたmRNAを型紙にして、たんぱく質合成装置であるリボゾームRNA（rRNA）とたんぱく質の部品であるアミノ酸の運び屋であるトランスファーRNA（tRNA）がたんぱく質を作っていきます。この段階を翻訳といいます。

生体の組織はたんぱく質だけではなく、脂質や糖質もその構成成分となっています。しかし、遺伝子に刻まれている情報は、たんぱく質の設計図だけです。ということは体のすべての細胞や組織が作られる最初の段階は、たんぱく質の合成に始まるということになります。

亜鉛によって構造が形作られるたんぱく質は、生体内に3000種類あまり存在すると言われていますが、そのうちジンクフィンガーという構造を持つ約1000種類が、たんぱく質の生合成の転写の段階を調節する働きを持っていることがわかっています。転写因子と呼ばれるこれらの亜鉛たんぱく質がなければ、体内の多くのたんぱく質の合成が始まらないのです。

したがって亜鉛は、たんぱく質合成をつかさどっているミネラルであるといっても過言ではありません。褥瘡は、皮膚や筋肉のたんぱく質の合成が促進された結果として治癒します。また、精子のたんぱく質合成が活発になることによって、精力増強が図られるというわけです。免疫力の低下をもたらす免疫細胞の減少もたんぱく質合成の低下によるものといえ、その背後に亜鉛の不足が潜んでいたとしても不思議ありません。

また、血糖値を下げる唯一のホルモンであるインスリンの働きにも、亜鉛が関与していることが知られています。インスリンの働きが悪くなると糖尿病を発生するため、亜鉛の働きを介した糖尿病対策の研究も盛んに行われています。さらに亜鉛は脳において神経伝達調節因子としても働いていることなど、新たな機能が次々と明らかにされています。

このように亜鉛は、さまざまな働きによって生命の根幹に関わる、大変重要なミネラルであるといえるのです。

亜鉛は不足しているのか

わが国ではほとんどすべての栄養素について、食事摂取基準（2015年度版）として適切な摂取量が示されています。亜鉛の適切な摂取量については、50～69歳の男性で1日10㎎、70歳以上で1日9㎎、女性は50～69歳で1日8㎎、70歳以上で1日7㎎が推奨量として定められています。

総務省統計局が公表している２０１２年の国民健康・栄養調査の結果では、亜鉛の平均摂取量は、50〜69歳の男性で１日９㎎、70歳以上で１日８・５㎎、50〜69歳の女性で１日７・５㎎、70歳以上で１日７・１㎎となっており、70歳以上の女性を除き下回っています。単純に数字の上からも、亜鉛の摂取不足が予想されます。

残念ながらわが国の亜鉛の推奨量は、日本人を対象とした研究に基づくものではなく、食習慣の異なるアメリカ／カナダの研究を転用して決められたものです。そのため、推奨量＝安心できる摂取量と言いきれない部分があります。

東御市立みまき温泉診療所の倉澤隆平氏らは、北御牧村（現在の東御市）の住民を対象に大規模な横断的調査を行いました。その結果、加齢に伴い血清中の亜鉛の濃度に低下が認められることを報告しています。血清亜鉛濃度がどの程度体内の亜鉛の充足状況を反映するのかについてはいまだ議論もありますが、少なくとも充足度が加齢とともに低下していくことを示した重要なデータといえます。

それぞれの栄養素について摂取が過剰にならないよう、この値に近づかないように注意すべき摂取量が耐容上限量として定められており、亜鉛の耐容上限量は、50〜69歳の男性で１日45㎎、70歳以上で１日40㎎、女性で１日35㎎と定められています。現状の摂取量と耐容上限量にはまだまだ大きな開きがありますから、安心して亜鉛の摂取量を増やすように努めることができます。

問題はどうやって亜鉛の摂取量を増やせばよいかです。牛肉の摂取量を増やすという方法が簡単ですが、そうするとせっかく良い習慣として定着していた「肉より魚」が崩れてしまいます。私たちの研究グループでは、ゆで卵に亜鉛を強化する方法を開発し、その亜鉛の体内への吸収が非常に良いことも動物実験で確認しています。残念ながらいくつかの法的な課題があり、本書では説明しませんが、近いうちに役立てていただけるよう準備を進めています。

たんぱく質とアミノ酸

先述のようにサプリメントは、特定の栄養素の補給という目的以上でも以下でもありませんが、亜鉛の摂取量を確実に増やすことができます。

私が亜鉛の摂取を推奨する理由は、加齢に伴うたんぱく質の合成の低下を抑えることができる可能性があるからです。しかし、亜鉛はあくまで転写因子としてたんぱく質の合成を制御しているだけで、たんぱく質合成の原料となるアミノ酸を食事中のたんぱく質として摂取する必要があります。

たんぱく質は、20種類のアミノ酸で構成されています。そのうちの9種類は不可欠（必須）アミノ酸と呼ばれ、体内で合成することができないため食物から摂取しなくてはなりません。この9種類のアミノ酸の量と比率によって、たんぱく質の栄養的価値が決まります。たんぱく質の栄養価は、アミノ酸スコアという数字で表されます。

現在はたんぱく質1g当たりのそれぞれの、不可欠アミノ酸量の基準値がアミノ酸評点パターンとして決められていて、すべての不可欠アミノ酸がこの値と同じかそれ以上であれば、アミノ酸スコアは100と評価されます。仮にどれか一つの不可欠アミノ酸がアミノ酸評点パターンの基準値の半分であったとすると、そのアミノ酸が体内でのたんぱく質合成の上限量を決める制限アミノ酸となり、アミノ酸スコアは50となります。体内でのたんぱく質の合成を維持するためには、亜鉛の摂取と同時に栄養価の高いたんぱく質の摂取が必要なのです。

以上、健康とアンチエイジングの観点から食生活で留意すべき点は以下のようにまとめられるでしょう。

- **現在の高齢者の食生活を見習う。ただし、塩分の過剰摂取に注意。**
- **ビタミンB群、特に葉酸の摂取を心がける。**
- **たんぱく質と亜鉛の摂取を心がける。**

⑩ アンチエイジング実践のポイントは何か？

植物に限らず、動物だって活性酸素に対して無防備なわけではありません。進化の過程で活性酸素を消去する酵素を作る能力を獲得してきています。その代表的なものがスーパーオキサイドディスムターゼ（SOD）やグルタチオンペルオキシダーゼ（GPX）といった体内の酵素群です。実は、こうした自前の酵素系を活性化させる方法があるのです。

運動は体に悪い？

それは運動することです。だいぶ前に「運動は体に悪い」という本が出版されて話題になったことがありました。簡単に説明すると、運動のエネルギーを供給するために体内で酸素を使った反応が活発となり、その影響で結果的に活性酸素が多量に発生し、これが悪さをするという理屈でした。

確かに安静時に比べると、運動時は体内に多くの活性酸素が発生します。しかし、そのことによって先に述べた酵素系が活性化され、悪影響を帳消しにしてくれるのです。運動をしている時間は、その他の生活時間に比べて短いのが普通でしょう。この酵素系は運動をやめたらすぐに働かなくなるというものではありません。非運動時にも働いてくれるので、結果的に活性酸素の悪影響の総量は、運動することによって小さくなるといえます。運動することに目標や楽しみが加われば、精神衛生上もアンチエイジングになります。

以上のようにアンチエイジングのためには、食べ物にも気を付ける必要があることは間違いありませんが、運動を優先に考えることが重要といえるでしょう。運動を継続できるよう心がけて食べていれば、食べ物にはそれほど神経質になる必要はないのです。肥満の状態では、運動による故障のリスクが大きくなります。だから「運動ができるように肥満を解消する食事を心がける」という意識の転換が必要なのです。

3つのDを心がける

アンチエイジングのポイントをまとめてみましょう。まず第一は運動を実践することです。これが最も実証されています。第二に運動が続けられるような、栄養をバランス良く摂れる食事をすることです。そして第三は、それらを習慣化して継続することです。この3つのポイントを実践するための心がけを、Delightful（楽しく）、Delicious（おいしく）、Daily（習慣化できる）の3Dと呼んでまとめてみました。

まずは運動です。運動生理学者の方々から、介護予防のためのいろいろな健康体操が提案されています。しかし、これを継続的に実践している方はそう多く見かけません。その理由は健康が目標となっているものなので、それ自体が楽しくないことにあると思います。

図7　筋肉量の加齢変化

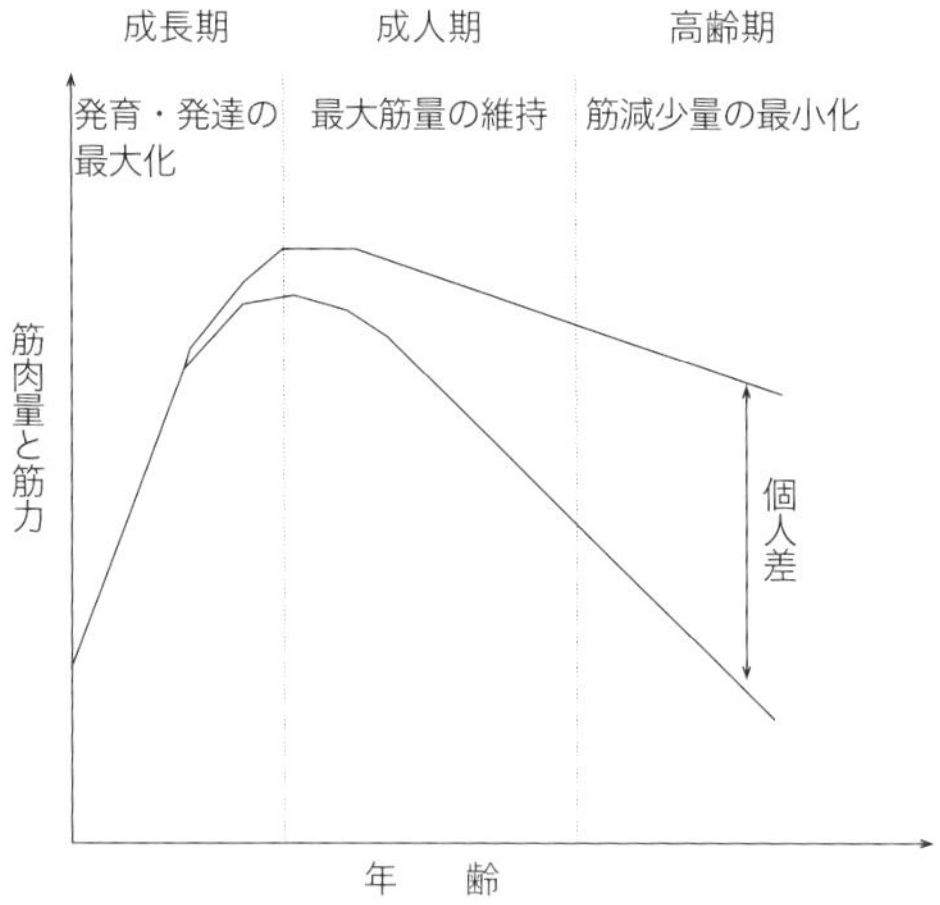

Robinson Setal, Journal of Aging Research (2012)

人は健康でいるために生きているのではありません。人それぞれが別の目標を持って生きています。その目標達成のため健康であることが必要な場合には取り組むかもしれませんが、そうでなければ見向きもしません。健康体操が万人に受け入れられるのは難しいでしょう。

具体的な例を挙げてみましょう。図7は年齢と平均的な筋肉量の関係を模式的に示したものです。[22]

筋肉量は成長期の終わりにピークに達し、その後は加齢に伴って減少するように見えます。実はこれは筋肉量の平均値であって、個々人が加齢に伴って同じように変化するということではありません。

図8はさまざまな人種の女性の年齢と筋肉量の関係を調べた研究結果です。[23] 筋肉量は個人差が非常に大きく、20代でも80代と同じくらいしか筋肉のない人がいるのです。若いのにこのレベルでは、遠い

図８　女性の年齢と筋肉量

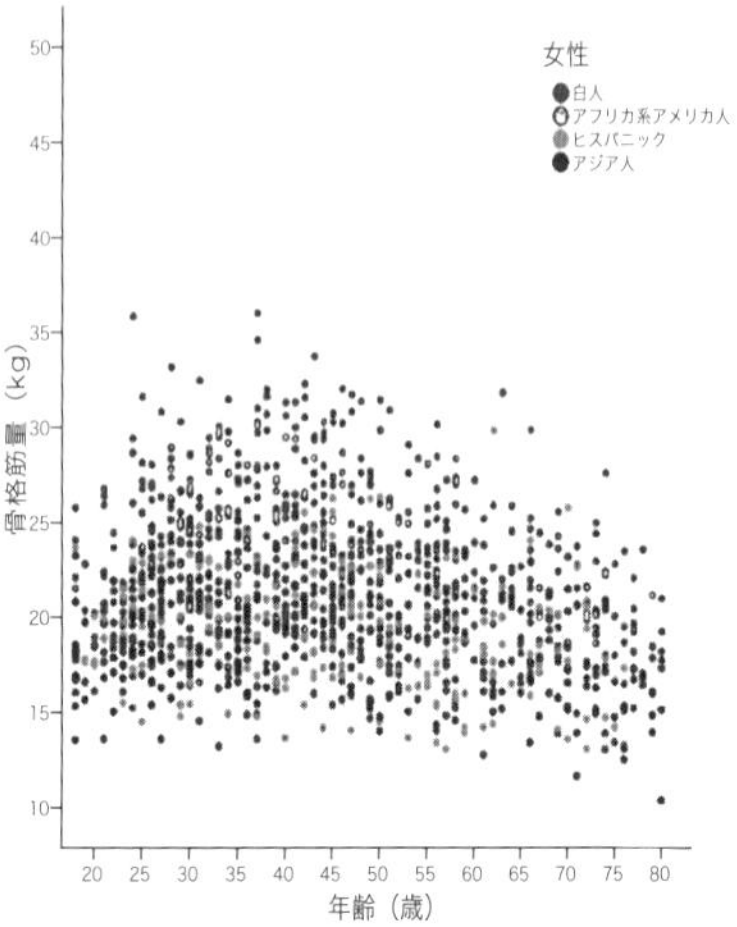

Muscle mass in 1280 females aged 18-80yeas, measured by DXA.
With permission Z. M. Wang and A. M. Silva, adapted from Silva et al. (2009).

将来の要介護予備軍といえるでしょう。その背後には強い痩身志向があるわけで、現時点での彼女たちにとっては、今カッコイイことが最も大切なことだからです。中高年になって実際には要介護がかなり近づいてきていても、筋量が少ないことを放置している人が相変わらず多いのは図を見てのとおりです。

3Dを実践するために

最近、高齢の方々の間でウォーキングや登山（ハイキング）が流行しています。これらは費用が少なくて済み、1人でも楽しめるという点で継続が容易なことも背景にあると思います。しかし、何よりも楽しいから流行しているのだと思います。自然の中で季節の移り変わりを感じることは、大変気持ちのいいことでもあります。少なくとも介護予防を第一の目標とした運動ではありません。運動が実践していて楽しめる（Delightful）ものであること、すなわちスポーツであることが非常に重要だといえます。

本書で取り上げるマラソン（ランニング）というスポーツは、3つのDを保つための要件を満たし、第三の人生の軸とするには究極的に優れていると思います。ウォーキングや登山より劣っているのは、始める年齢があまり高くなると故障するリスクが大きくなる点くらいでしょう。50代半ばまでが始め時だと思います。

次に食事です。前述のように人生の峠を越える頃から、いろいろなことを逆算し始めます。食事回数にしても、まだだいぶあるにもかかわらず、3回×365日×余命年数という計算から、もう数えるほどしか食事ができないというイメージが生じ、おいしくないものは食べたくない（食べない権利がある）という意識が芽生えてきます。本人の嗜好を尊重したうえで、栄養バランスを考えることが大切です。食事は特定の成分やおいしくないのを我慢して摂取するようなものではなく、おいしく（Delicious）食べることができるものであることです。

そして最後のDは、日常化（Daily）できることです。現在の男性高齢者に共通の気質として、頑固一徹をイメージする人は多いと思います。この言葉を良く解釈すると、ぶれずに続ける、すなわち継続力のある気質といえるかもしれません。

アンチエイジングの心がけ、3Dには3次元の意味も込めています。アンチエイジングの実践は、この病気の予防にはこのことを、美容のためにはあのことを、といったような点と点を結び線を引くような平面的な発想ではいけない。常に運動と栄養とその習慣化を、3次元で意識していくことが大切という意味です。

⑪ なぜマラソンなのか

マラソンを勧める7つの理由

私がアンチエイジング法としてマラソンを強くお勧めするのには、多くの理由があります。まず第一に誰でもできるという点です。球技などの競技スポーツにはそれなりに才能が要求されますが、速い遅いを別にすれば、走ることはほとんどの人ができます。とりあえず始めるにあたって、体力も筋力も何の技術も必要ありません。やり方を間違えなければ、リスクもほとんどありません。

第二に、一人で自由に練習ができることです。運動習慣がない人の常套句は、「時間が取れない」です。走るためにも時間は必要ですが、他の運動と比較すれば効率よく時間を使えます。例えばスポーツジムに行って、着替えて、トレーニングして、シャワーを浴びて、帰宅するといったことを考えたら、1週間に何回も機会を作ることは難しい方が多いのではないでしょうか。自分自身も経験があります。マラソンの場合、ジムなどの運動施設への往復時間が不要です。言ってみれば、一歩玄関を出れば、そこがスポーツ施設ということになります。相手も必要ないので、自分の空き時間に一人で始められます。何分やらなければならないという決まりもありません。時間ができたら30分でも3時間でもかまわないし、時間に合わせてそれなりに練習に変化をつけることもできます。

第三に、最低限シューズがあれば始められる手軽さが挙げられます。だから始めるのにお金もかかりません。「もし続かなかったらどうしよう」と悩む必要はありません。続かなかったら、シューズは普段履きにすればいいだけです。もちろん面白くなってきたらグッズ選びも楽しめます。昨今のマラソンブームのおかげで、ウェアもカラフルになってきたのでファッションも楽しめます。大会ごとにウェアを一式新調するというおしゃれ重視の女性ランナーもいるそうです。50歳を超えてショッキングピンクのウェアが着られるスポーツもそうそうないのではないでしょうか。私は多摩川河川敷のサイクリングロードをよく走っていますが、この辺りのランナーも年々カラフルなウェアに進化しています。大会の参加賞に多くあるTシャツも、年々派手な色になってきています。最初はちょっと勇気がいりましたが、今は平気で練習に使っています。

体への効果！

第四に練習の効果が、容易に実感（測定）できることです。始める時点で体力がなければないほど、はっきりした効果が短期間で実感できます。退院後にリハビリで始めた私も、この部分ではまりました。中上級になっても時計さえあれば、他の道具を何も使わずにフルマラソンでのタイムを予測する効果測定だってできます。体力がつくことで、人間として大きな自信がつくこと間違いありません。50歳前後でゼロの状態から始められるスポーツも、そうないのではないでしょうか。

第五に、自分に合った目標が設定できることでしょう。誰かと競争する必要はありません。いろいろな面で自分自身の進歩を確認することを目標にすればいいのです。「自己ベストの更新」なんて力まずに、「来年も走れるように練習しよう」だっていいわけです。70歳近くになったら、私もたぶんそうなるでしょう。このように生涯目標を持ち続けることができるわけです。

第六にブームのおかげもあって、全国で数多くの大会が開催されていることです。日本全国よほどの僻地に住んでいない限り、日帰り可能な場所で大会が開催されているはずです。大会に出ないジョガーもいるようですが、非常にもったいないと思います。例えば東京マラソンですが、チャリティーで10万円を払ってでも参加する価値はあると思っています。それくらい楽しいものです。

あえて最後となる第七に、健康効果を挙げます。まず精神的健康効果。すなわちストレス解消効果です。健康法には必ず「ストレスをためない」という項目が入っています。ためたくなくてもたまるのがストレスではないでしょうか。何か嫌なことや心配事があるときのことを思い出してみてください。そのことばかり何回も何回も同じことをぐるぐると繰り返し考えていないでしょうか。考えていることを書き出してみると、そのことがよくわかる場合があります。そして考えている内容は、それほど多くないことに気付くでしょう。書き出すだけでもこの繰り返しが止まることがあり、これもストレス解消法の一つになっています。

走ってストレス解消！

マラソン練習の場合、血液も意識も運動器官である筋肉に集中します。そのため思考は停滞します。マラソン大会では、手にいろいろな数字を書き込んだランナーを見かけます。私が顧問を務める大学のマラソンのサークルの学生は、関門での制限時間を書き込んでいましたが、普通は自分の予定のタイムを書き込んでいるのです。マラソン中には単純な計算すらできなくなってしまうほど思考が停滞するからです。走ることで嫌なことのぐるぐる思考もいったん停滞します。スピードを上げると、さらにその効果は高まります。そして、息が切れるスピードで走っているときに悩むことは不可能です。

しかし帰宅してシャワーを浴びてストレッチが終わる頃、走る前のストレスが再び蘇ってくることでしょう。ここがポイント。走る前に考えていたことと今また考え始めていることに違いがあるかどうか意識してみましょう。できれば走る前に考えていたことを書き出しておくといいでしょう。また、ぐるぐるが始まっているだけであることに、より鮮明に気付くことができます。するとばかばかしくなるのでストレスがかなり和らぎます。そんな簡単に？と思うかもしれませんが、効果は絶大なのでぜひ試して欲しいと思います。

表6　がんを防ぐための新12か条

1. たばこは吸わない
2. 他人のたばこの煙をできるだけ避ける
3. お酒はほどほどに
4. バランスのとれた食生活を
5. 塩辛い食品は控えめに
6. 野菜や果物は不足にならないように
7. 適度に運動
8. 適切な体重維持
9. ウイルスや細菌の感染予防と治療
10. 定期的ながん検診を
11. 身体の異常に気がついたら、すぐに受診を
12. 正しいがん情報でがんを知ることから

走ることが健康意識を高める

次に肉体的健康効果です。表6は、財団法人がん研究振興財団から近年発表されたがんを防ぐための新12か条です。一つずつ考えてみましょう。①②走っていて苦しくなるのでタバコは当然吸わないし、避けるのも当然の行動です。③ビールで大瓶1本まではOKということなので問題ありません。④食生活のバランスが崩れていたら走れないので、自然と気を遣うようになります。⑤汗で塩分が出ていくので、摂取量を減らさなくても減塩と同じ効果が期待できます。⑥便秘になると体が重くなりタイムが落ちるので、食物繊維の摂取を心がけるようになります。結果的に、野菜や果物の摂取が増えます。⑦マラソン練習そのものが適度な運動です。⑧肥満は故障の原因ですし、減量によって大きく記録を伸ばすことができるので肥満解消は必須です。⑨大会シーズンは主に冬です。感染症で大会に参加できなくなると参加費をどぶに捨てることになるので、予防に気を遣うようになります。私も大会の2週間くらい前からうがいをして、マスクを着用するようになります。⑩勤め人の場合、ランナーでなくてもこれは義務ですね。⑪自分のコンディションが気になるようになるので、異常にも気付きやすくなります。⑫これだけは、結びつきません。要は、大会などに参加してマラソンを楽しんでいれば、それでがん予防ができているということになるわけです。がんを怖がってあれこれと健康法を試すくらいなら、またスタイルを気にして、食べ物を我慢してダイエットするくらいなら、マラソンを始めるほうがはるかに簡単、確実です。以上、ちょっと考えただけでも思いつく、数々のマラソンならではの健康へのメリットです。

市民ランナーの主役は未経験者

走ることに対して消極的な多くの方々に共通しているトラウマは、幼い頃に体育でやらされた「持久走」でしょう。苦しくて、つらくて、大勢に追い越された記憶です。昔は、逆にこのときヒーローだった思い出を持つ方が、市民ランナーの中心を占めていました。そのためフルマラソンなんて特別な人が走るものと思い込まされていたのです。

今はまったく状況が違います。市民ランナーになった理由も、私のようにリハビリだったり、ダイエットが目的だったり、東京マラソンに当たったから、などさまざま。もはや市民ランナーの大部分を、陸上競技経験がなかった方々が占めているのです。レース途中で仮に歩いてしまったとしても、沿道の観衆からの応援は途絶えませんし、罵倒されることなどありません。応援に後押しされながら、自分のペースでゴールを目指すのです。そしてゴール付近の花道のような人垣の間を誰もがヒーローとなって、自分の頑張りを自分でほめたたえながらゴールする感動の瞬間。そんな光景をイメージしてみてください。

あの忌まわしき「持久走」とはまったく別の世界なのです。フルマラソンの完走者は、今でこそそれほど珍しくなくなりましたが、それでもあなたを見る目が変わることは確実です。それではご納得をいただけたところで、いよいよ練習を始めましょう。

第3章　走るための準備

心・体（栄養）・グッズ

① 走るための心を作る

更新され続ける年齢別の記録

不死身の人間はいません。時間的に長短はありますが、みな平等に老い、そして死に至ります。このことを避けることはできませんが、諸々の生活環境の向上によって、その進行をゆっくりと進めることができるようになってきています。

先日プロスキーヤーの三浦雄一郎さんが、80歳にしてエベレスト登頂に成功し話題となりました。一昔前には考えられなかったことです。「ランナーズ」という雑誌で毎年1歳刻みの年齢別タイムランキングが発表されていますが、各年齢のフルマラソンの記録は次々と更新されています。

２０１２年度の50歳の1位は、2時間35分22秒、恐るべきことに63歳の2時間48分20秒までがサブ3（マラソンを3時間未満で完走すること）でした。2年後の２０１４年度は、50歳では4分更新し2時間31分10秒、最年長サブ3は1歳更新し、64歳で2時間58分12秒となりました。

最年長完走者は、89歳で4名。最速はなんと5時間24分23秒。圧巻です。90歳での完走も間違いないでしょう。大会では、抜いても抜いても私の前に高齢者が現れます。最後は抜くこともできませんが、これらの記録からも当然のことなのです。ちなみにこの雑誌では各年齢１００位までが発

図９　年齢別マラソンタイム

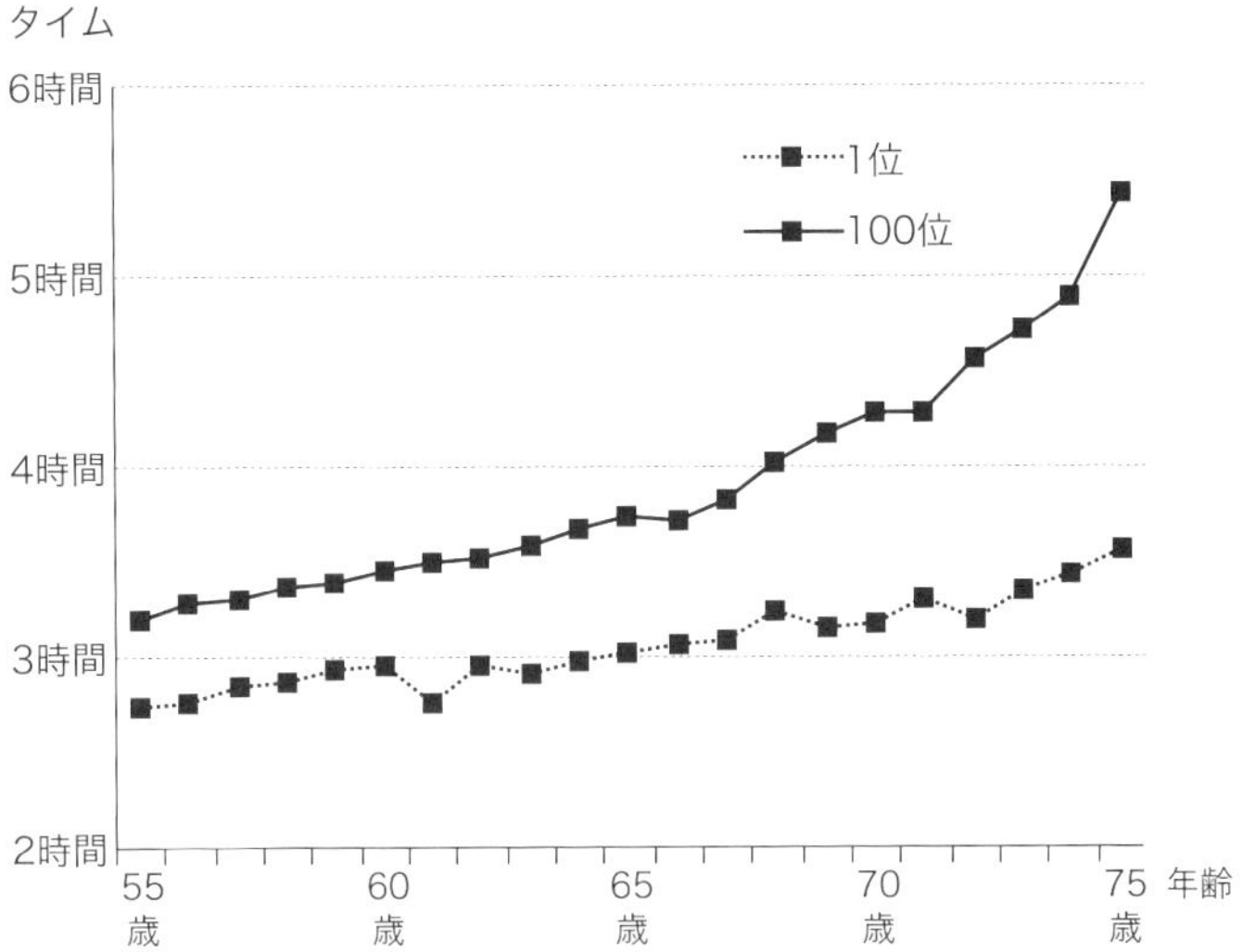

表されており、１位と１００位のタイムをグラフにしたのが図９です。

一見すると年齢とともにどちらのタイムも遅くなっているように見えます。だから歳を取ればタイムが遅くなっても仕方ないと考えてしまいます。実は、この見方が大きな誤解を生む原因になっているのです。

少し専門的な話になりますが、このグラフは今の各年齢の記録を示した横断的観察の結果であり、個人の長期間の変化を縦断的に観察した結果ではないのです。わかりやすく言えば、今の55歳のランナーが60歳になったら、55歳の時より遅くなる可能性は高くなるが、実際どうなるかはわからないのです。

「無理」のレベルは未知

2014年の年齢別記録では、45歳の100位が2時間51分45秒、55歳の100位が3時間11分21秒ですから10年間で20分遅くなると考えてしまいがちですが、私の45歳でのタイムは4時間16分52秒で、56歳の現在は3時間25分52秒です。私の現在のタイムが100位を上回るのは60歳の3時間27分32秒ですが、私が60歳まで現在の走力を維持できたからといって100位に入れるかといえばたぶん無理です。なぜなら私と同じことを考えて頑張るランナーが、増えていると予想されるからです。

書籍などで筋肉量や骨密度などの横断研究結果をよく見かけますが、それらも個人が横断研究結果のように推移すると考えてはいけません。心がけによって大きな個人差が生まれるのです。年齢別記録のグラフをもう一度ご覧になってください。歳を重ねるごとに、1位と100位の差が大きくなっていきます。個人差が大きくなるということは、努力の報われ方が大きくなるということを意味します。これこそが加齢の醍醐味です。私たちは人類にとって未知の長寿社会を生きています。〝年寄りの冷や水〟などという言葉もありますが、実のところ何℃からが〝冷や水〟なのかがわかっていないのです。「もう歳なんだから、無理しないでね」の無理のレベルは未知なのです。トライしてみて不具合が生じたときに初めて限界がわかるのです。私は慎重に、しかし恐れず前に進む選択をしたいと思っています。

Column 最初のジョグは小学生の娘に完敗！

リハビリのためにジョギングを始める決意をし、迎えた初日のことです。とりあえず、自宅から近くの公園まで走ってみることにしました。心配した家内が、娘に一緒に走るように頼みました。当時、娘は小学校3年生だったのですが、ひときわ背が低く、鬼ごっこでは、絶対に最初に捕まるほど足も遅く、この娘が相手であれば、父親の威厳を損ねることもあるまい……と思っていました。

しかし、走ってみて愕然としました。娘よりも明らかに体力が劣っていたのです。平然と走っている娘を横目に、足は重たいわ、息は上がるわ……なさけない限りの状態です。たった数カ月の療養でこれほど体力が落ちてしまうとは。1㎞ちょっとの距離を歩くように走ってギブアップ。トボトボと家に戻りました。

自宅療養中もずっとベッドに横たわっていたわけではありません。あまり外出はしなかったのは事実ですが、日常的な家事などはしていたのに、体力はすさまじく低下するものなのです。体力の低下はエイジングの最たるものといえますが、高齢になって周囲からいたわられることも、運動量が低下する大きな原因であると確信しました。バスや電車で高齢者に席を譲ることは美徳とされていますが、本当に本人のためなのでしょうか。間違っても遠慮している高齢者に無理矢理席を譲ることはしないほうが良いだろうと思います。正にありがた迷惑というものです。「座りたければシルバーシートを利用すれば良いと思う」と講演会でしゃべったところ、シニアの参加者から「シルバーシートなのに若い人が座っている！」と非難されました。それは確かに言語道断です。そんな若者は、将来、要介護になるリスクを自ら高めているのです。必ずや、天罰が下ることでしょう。

❷ マラソングッズを選ぶ・そろえる

ファーストシューズが大切

これが本当の第一歩になります。極端に言えば、マラソンに必要なのはシューズだけです。だから高くても専用のしっかりしたものを購入するといいでしょう。少なくとも定価が1万円以上のものを惜しまず選びましょう。通常のスニーカーなどに比べればとんでもなく長持ちするので、決して高いわけではありません。

私が最初に購入したシューズは、練習とレースで2年間履きました。その後も普段履きとして3年間履いていました。ランニングを続けていると、特段傷んでいなくても、微妙にクッション性が悪くなるので、レース用のシューズを比較的早く新調するようになりました。結果、下駄箱の占有率が高いことへの家族からの苦情に屈し、やむなく捨てました。

でも初めてのフルマラソンをともに完走したシューズだったので思い入れが強く、インソール(中敷き)だけ外して洗濯し、通勤用の革靴に今も入れて使っています。そのくらい丈夫なのです。

シューズを最初に購入するときは、専門店に行くのが鉄則です。間違っても量販店で、それらしい外見のものを自己判断で購入してはいけません。最初から通販などは論外です。普段履きの靴とは選び方が違うからです。ランニングシューズは普段履きの靴とはサイズからして違うので、必ず専門スタッフのいる店でアドバイスを受けながら購入することが大切です。

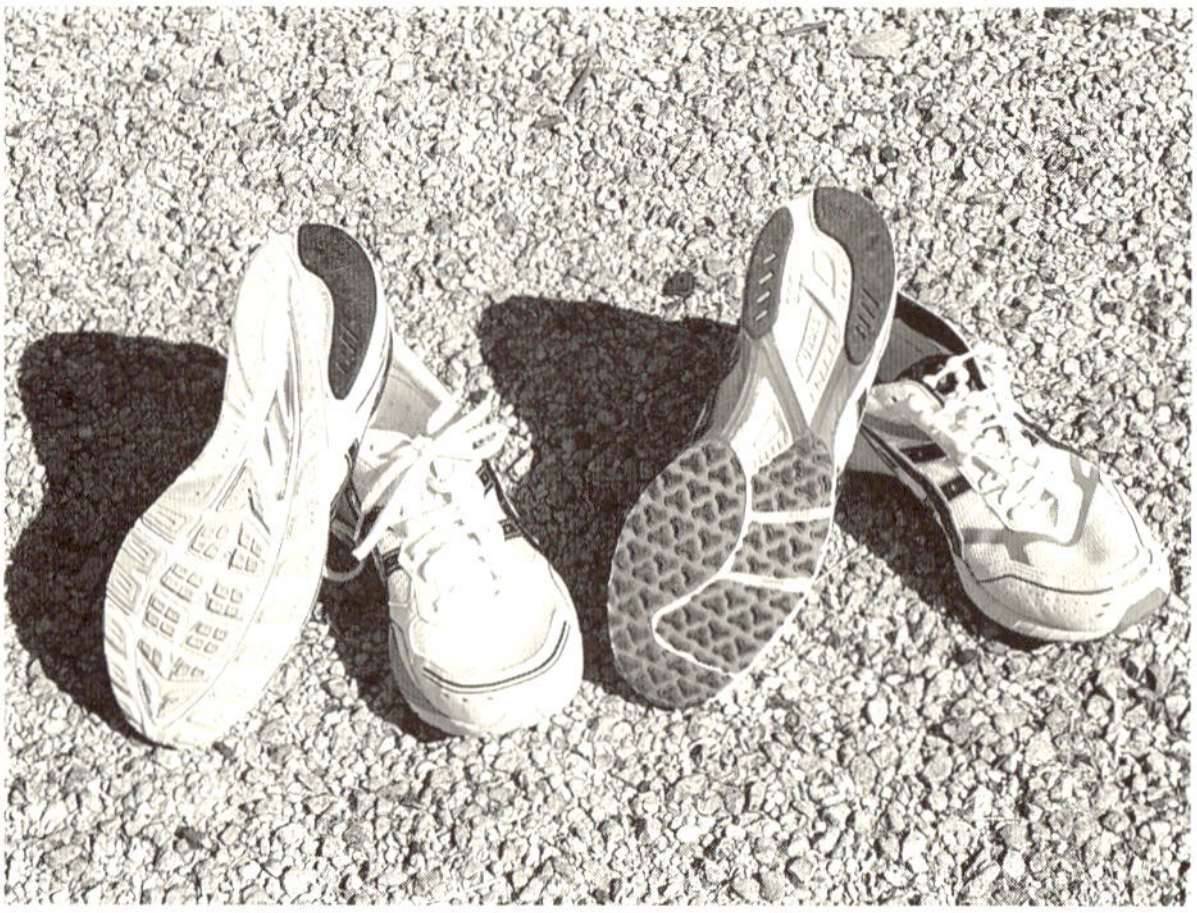
愛用しているＡ社のランニングシューズ

アドバイスの受け方は、「○○大会（時期）でファーストマラソンを走りたいので、練習を始めようと思っています。大会では5時間以内に完走したいです」程度を言えば、あなたの体型から練習量などを推定したうえで何種類か勧めてくれることでしょう。

それらから履き比べて選ぶのですが、両足一度に履くのではなく、片方ずつ違うものに替えていきます。左右を比較し、感じの良いほうを残していきます。こうして最後に残ったシューズを両足に履いて、店員さんに最終確認してもらいます。

自分が好きなブランドでも自分に合っていなければ、潔くあきらめることが大切だと思います。ここで決めたメーカーとサイズとは、おそらく長いつきあいになります。

私の場合、このようにして最初に購入したのがA社の25・5㎝のシューズでした。その後、他の数社のメーカーのシューズに浮気してみたこともありますが、何となくしっくりこなかったので、結局、今でもA社の25・5㎝を履いています。実はA社のシューズのシリーズまで決めています。ここまで決まってしまえば、その先は楽です。通販やオークションで買っても外れることがないので、安く手に入れることができます。それゆえ最初の一足、ファーストシューズ選びは慎重であるべきなのです。

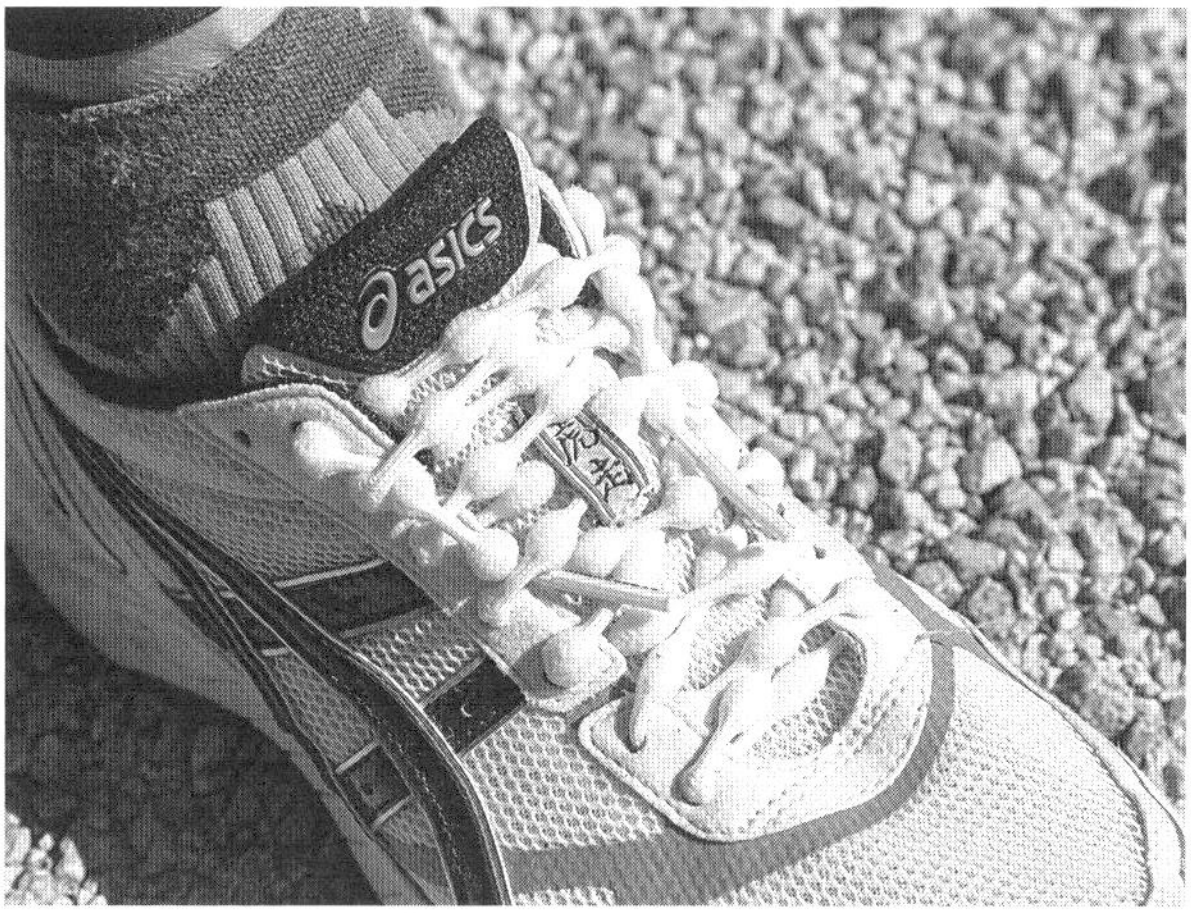

結ばない靴ひもキャタピラン

　シューズにプラスしたいのが、結ばない靴ひもキャタピラン。伸縮性のあるゴムひもに、1・5㎝間隔で玉状のこぶがある靴ひもです。靴ひもの結び方は結構微妙で、強く結びすぎるとレース中に足が痛くなったりするし、かといって緩く結ぶと踏み込みの力が逃げたり、最悪ほどけたり脱げたりすることもあります。このキャタピランはフィット感は抜群ですし、一度締め具合を調整すれば、その後は履くときも脱ぐときもひもを結んだりほどいたりする必要もないのでとても楽です。

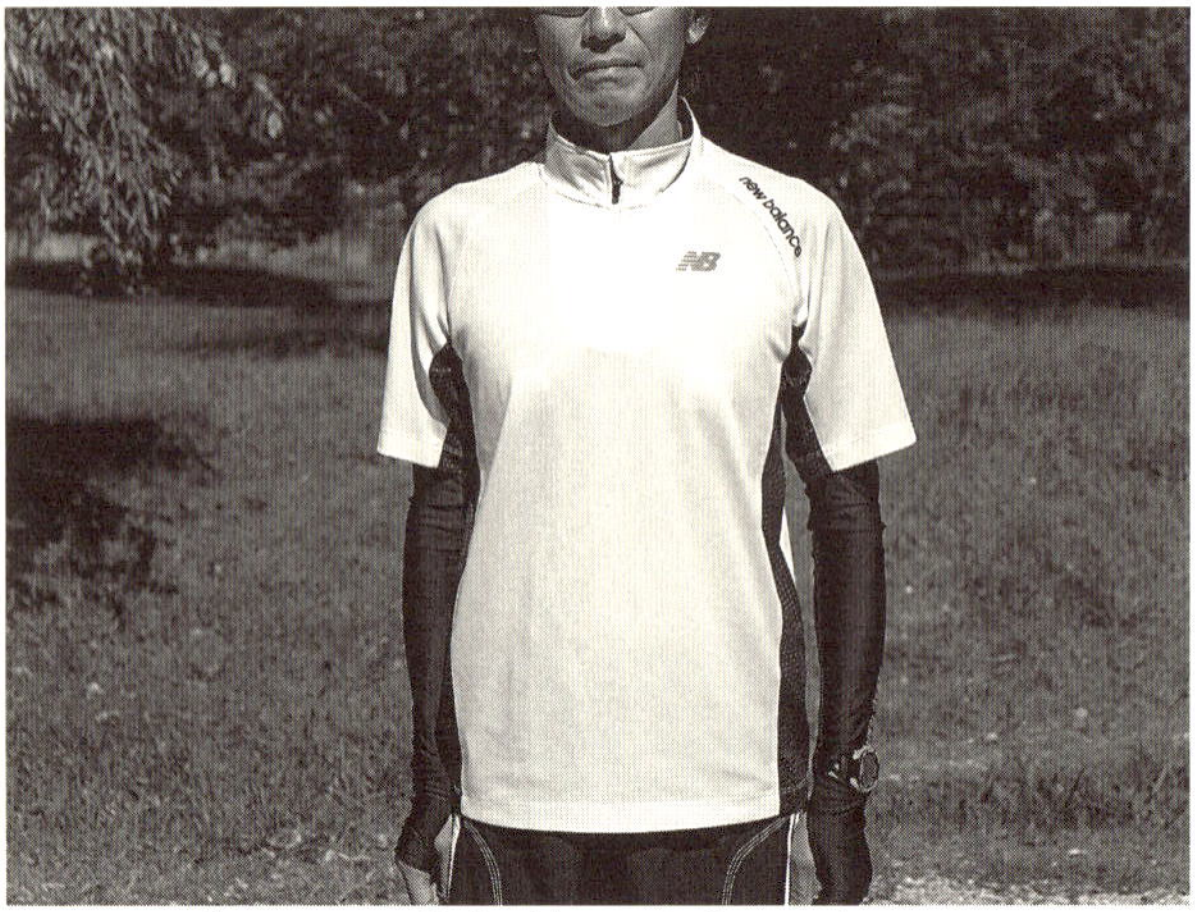

ポリエステル比率が高く、汗抜けの良いシャツ

ウェアを選ぶ

まずはトップスから。シューズとは違ってトップスは、どんなTシャツでもマラソン完走に致命的な影響はありませんが、快適に完走するためにはこだわりを持つ必要があります。

ポリエステルの比率が高くて汗の抜けが良く、よれよれに伸びたりしないものが適しています。逆に綿100％のシャツだと汗の抜けが悪いため、体に張り付いて体の動きが邪魔されてしまいますし、数回洗うとよれよれです。

ほとんどのマラソン大会では、Tシャツが参加賞となっていますが、そのTシャツのほとんどは、マラソンに適した素材で作られています。なので大会に参加するたびに、捨てがたいTシャツが増えていきます。正直なところ多くの市民ランナーは、このことで困っていると思います。大会名がプリントされたＴシャツで走るということは、サンドイッチマン（お笑いコンビではない）のようなもので、大会主催者から見れば宣伝になるのでしょうが、参加者にとってはその大会に特段の思い入れがあるとは限りません。

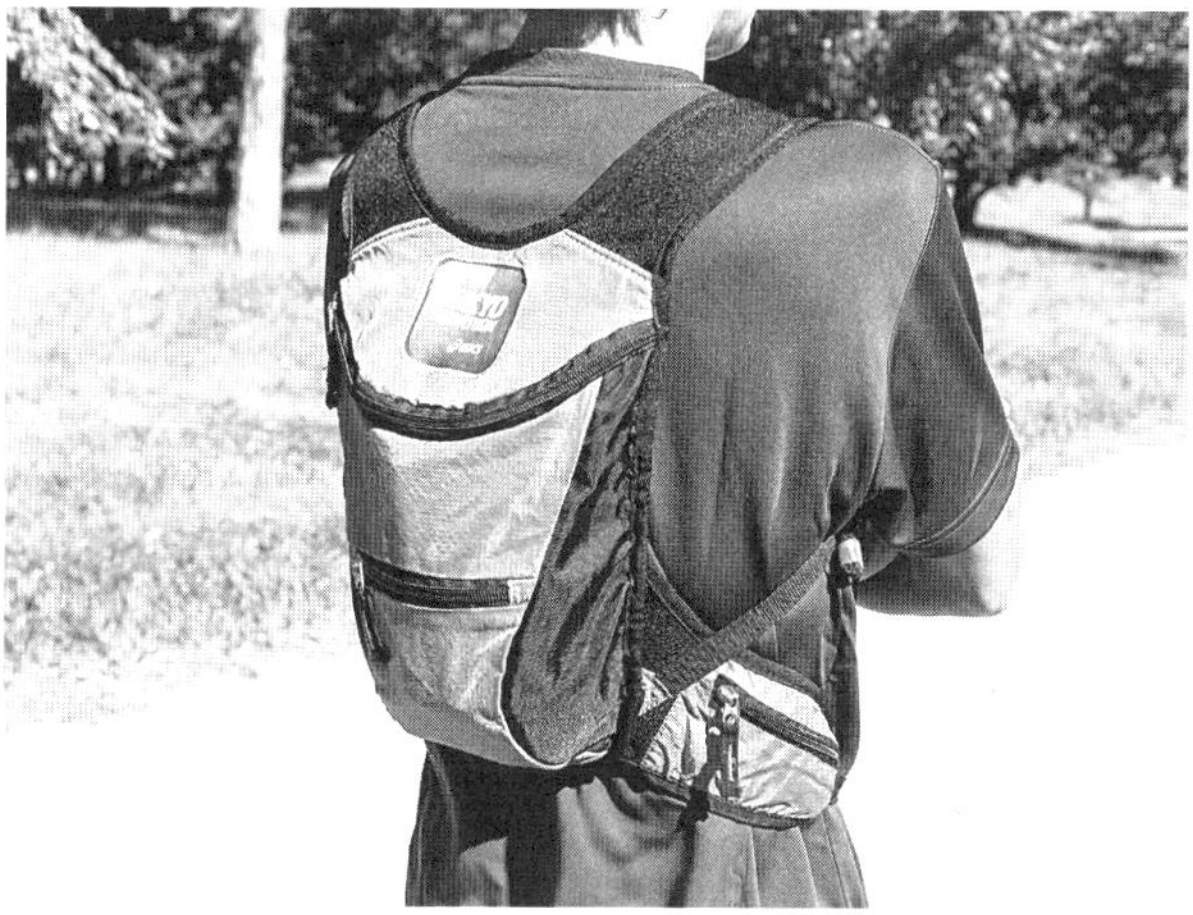

参加賞とされたミニランニングデイパック

一部の大会では、参加賞Ｔシャツを辞退すると大会参加料が割引になるというシステムが採用されています。しかしこのシステムの運用は、主催者にとって手間がかかってしまいます。余談ですが、２０１３年の六無月東京喜多（北）マラソンの参加賞は、ミニランニングデイパックでした。シンプルな作りですが、世の中に商品としては出回っていないと思います。これは長距離練習のときに給水バッグを背負うのに使えるので、とてもうれしかったです。大会自体はマイナーですが、「また次回も参加しよう」と思ってしまいました。

主催者側がランナーの実情に合わせた参加賞を用意することで、大会の人気も上がると思います。大会の主催

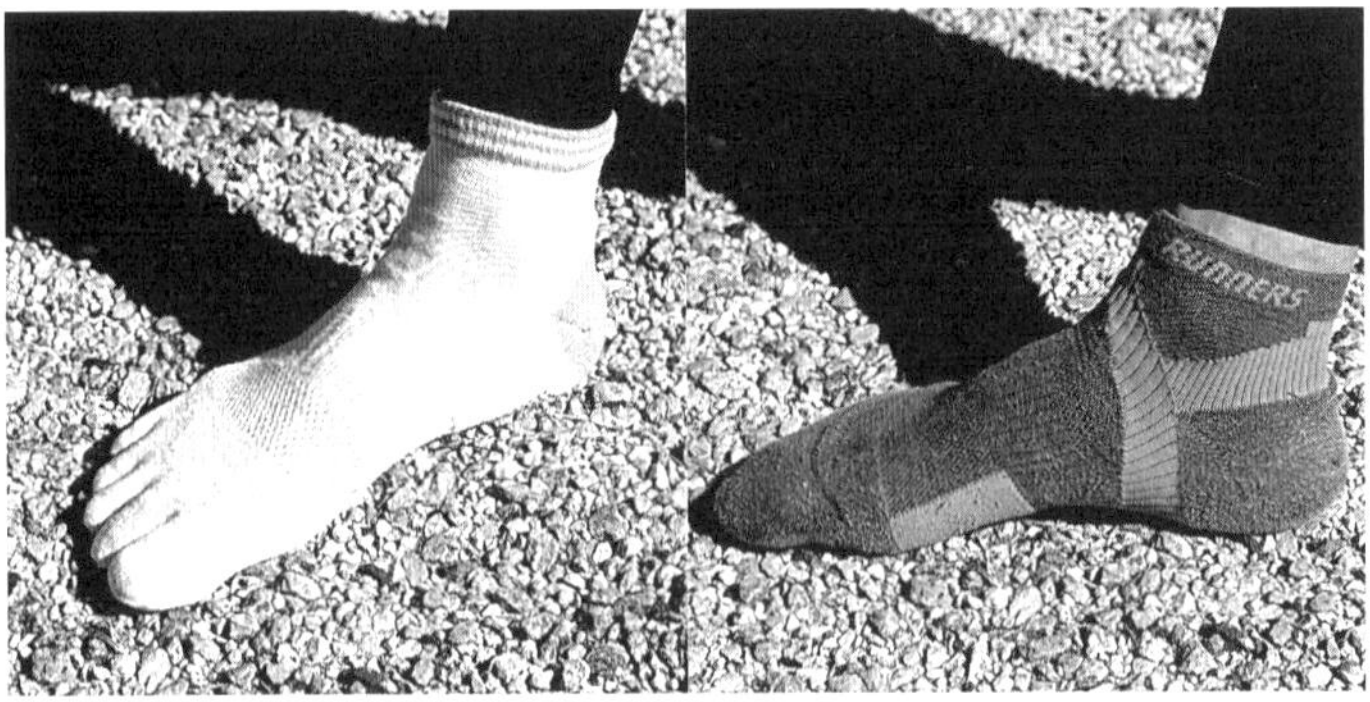

一番の消耗品となるソックス

者のみなさんには、参加賞をぜひご再考いただきたいと思います。

ソックス、タイツ、インナー

次にソックス選びです。おそらくランナーが一番欲しいのはソックスだと思います。ランナーにとって一番の消耗品がソックスだからです。原価が高いのでしょうか。それとも好みがあるからでしょうか。はたまた大会名がプリントできないからでしょうか。参加賞にソックスがもらえる大会は聞いたことがありません。

そしてそのソックスの選び方ですが、これが結構難しいのです。

そこそこ値の張るブランド物のソックスなのに、1回の30㎞走で穴が開いたこともありました。逆にスーパーで買った1足200円のソックスが、なかなか丈夫で快適だったりもします。

長距離を走る練習や大会などでスピードを出す場合はソックスにもこだわる必要が高くなりますが、普段の練習ではソックスはシューズと違ってそれらしいものであれば問題ないように思います。私は、気に入ったものは思い切って買いだめしておきます。

そしてボトムスです。春夏秋は、動きを妨げない速乾性ハーフないし七分丈のパンツであれば何でも大丈夫です。今では冬にロングパンツをはいて走っているランナーはほとんどいません。ロングタイツの上にショートパンツを重ねばきするのが定番の格好になっています。ロングタイツといっても下着ではないものが多いので、その上にさらにパンツをはくということに当初抵抗がありましたが、9割以上のランナーがその格好なので流行に屈しました。重ね着のいいところを強いて挙げると、ハーフパンツには通常ポケットがあることくらいでしょうか。多少は便利です。インナー仕様のスポーツ用ロングタイツであれば、これに夏はいていたハーフパンツを重ねればいいので安上がりです。

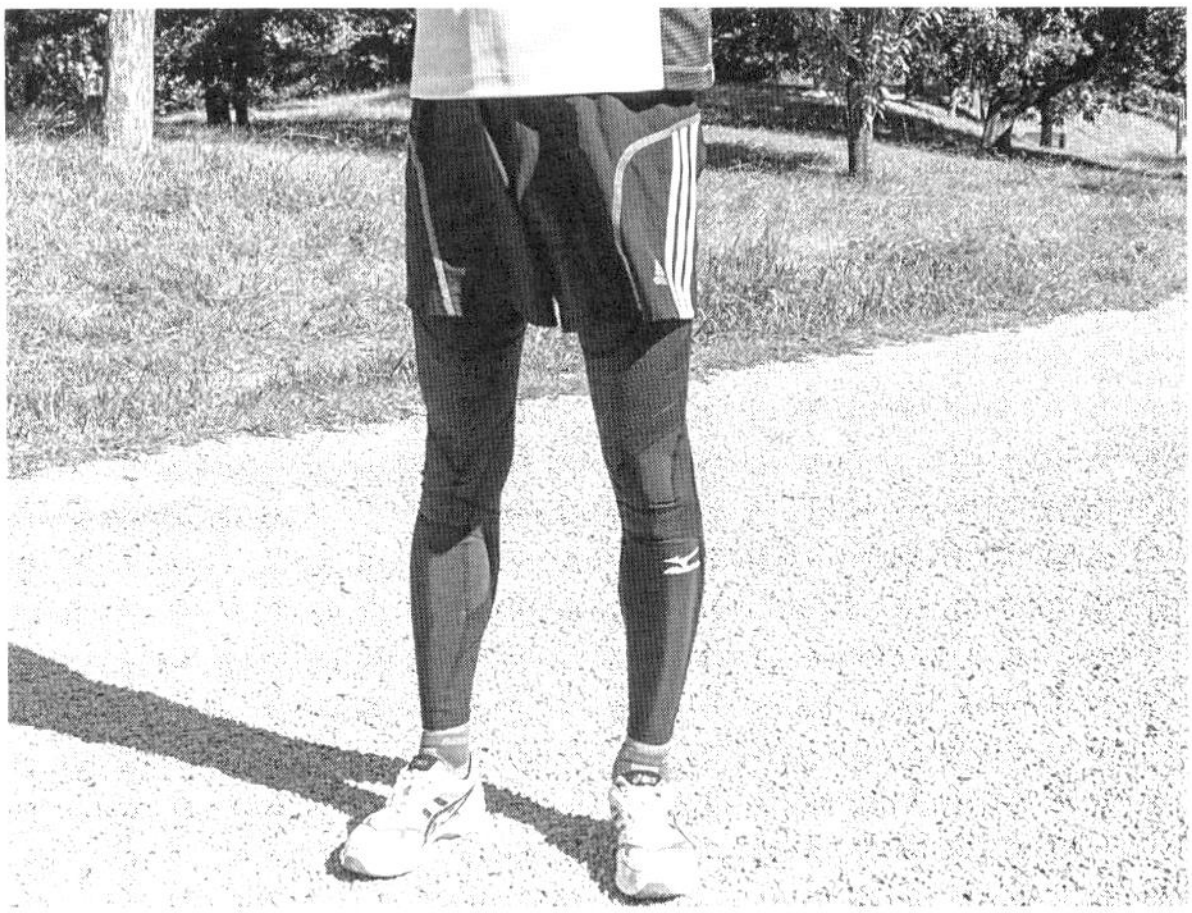
ロングタイツの上にショートパンツ

最後にインナーです。インナーも長持ちするので、スポーツ用のしっかりした物を買うといいでしょう。男性の場合は、ランニング専用でなくても水泳用のサポーターでも大丈夫です。ボクサーパンツだと股が擦れる物があるので、ビキニパンツのほうがいいでしょう。

とあれこれ書いてきましたが、簡単な方法は、ユニクロに行って速乾性のもので一式そろえることだと思います。ユニクロの製品はデザイン的にシンプルですが、機能的には何の問題もありません。実際に練習を始めると、さまざまないでたちのランナーに出会います。最近はとてもファッショナブルなランナーが多いので、こうしたランナーを観察しているとセンスが磨かれます。そのうえで自分の好みに合ったブランド品を選ぶのも、楽しみの一つです。

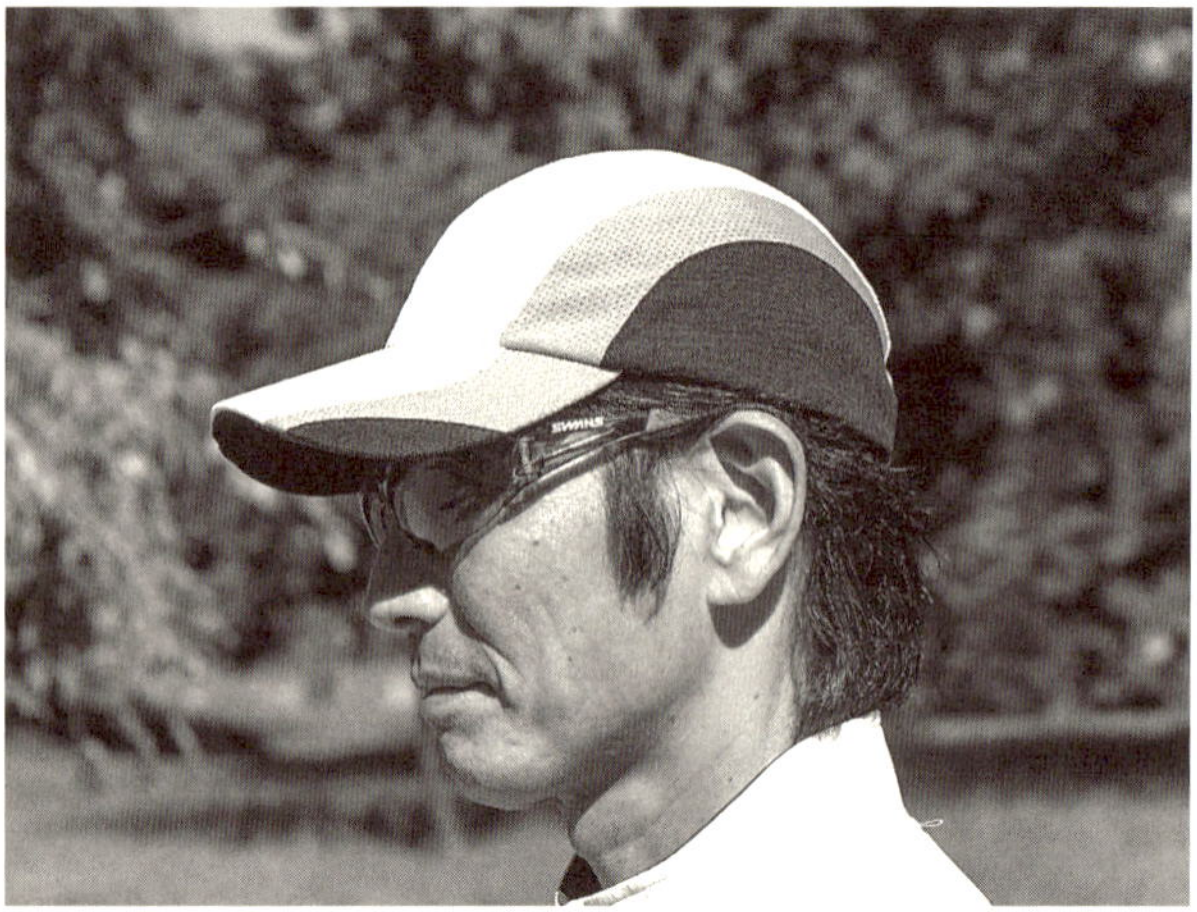
紫外線をカットする帽子とサングラス

日焼け対策

日焼けしたくないからという理由で走らない人も多いようです。練習を始めた最初の頃は、そもそもそれほど長時間走るわけではないので、走らない理由にはなりません。なによりも最近の日焼け止めは、かなり強力なものです。ＵＶ（紫外線）カットの帽子やウェアも、種類が豊富になってきています。サングラスもしかりです。サングラスの着用は、白内障予防の観点からも必須と考えてください。

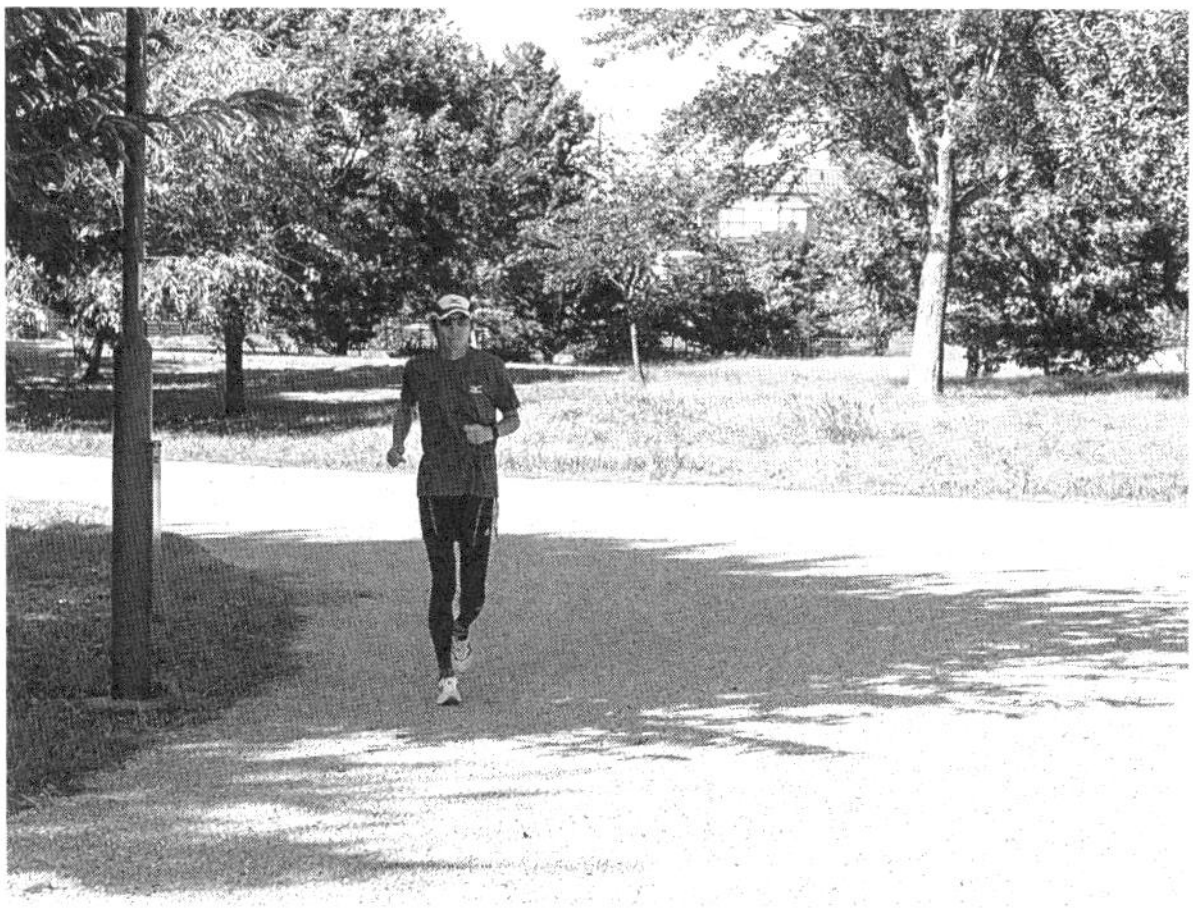

日陰になっている公園

これらの備えをしっかりすれば、日焼けをかなり防ぐことができます。マラソン大会に参加している男性ランナーは日焼けに無頓着な方が多いようで、それなりに黒い方が大半ですが、しっかり日焼け対策をしている女性ランナーは色白の方が少なくありません。

また、屋外＝日向ということではありません。夏場の公園は木が生い茂り日陰を作ってくれています。自宅の近所には、ジョギングコースのほとんどが日陰になっている公園があります。皆さんの近所を探せば、そんな場所がきっと見つかると思います。後で詳しく書きますが、山を走るトレイルランや夜走るナイトランも紫外線対策としては有効です。

以上で準備は完了です。それではいよいよ行動を開始しましょう！

Column 体力の回復を楽しむ

ジョギングの効果は、すぐに体感することができました。1日走って2日休む感じで1回15分程度ジョギングするのですが、たどりつける場所がどんどん遠くなっていくのです。体力の回復とともに、自然とスピードが速くなるのです。しかも息もそれほど上がらなくなります。身体は動かせば使えるようになるのです。しかもかなり短期間でです。

ついでに走り終えてすぐ、心拍数を測ってみたりもしました。スピードが速くなっているのだから心拍数は増えていると思ってのことでしたが、こちらはあまり変化がありませんでした。無意識のうちに、身体が無理を感じないある一定の心拍数でスピードをコントロールしていたのです。人間の体はきわめて単純です。こんなことが自分の体で起こってくると、研究者魂に火がつきました。意識的にスピードを変えることで心拍数はどれくらい変化するのかなど、いろいろと試してみたくなりました。世の中には、心拍数を測れる優れものの腕時計が一般向けに売られていることも知り、迷わず購入しました。運動生理学の教科書に書かれているような内容が実際に自分の体に起こっていることが実感できて、実に面白いのです。歩幅を変えてみたり歩数を増やしてみたり、坂を駆け上がってみたり、いろいろ試しながら、心拍数の変化を計測してみました。

ちなみに最近では、心拍数を測れるスマホの無料のアプリも開発されています。カメラのレンズに指先を当てて測るため、運動中の測定は難しいのですが、運動直後なら測定できるので十分利用価値はあります。

心臓は人体の臓器の中で、最も素直です。実にシンプルに反応します。人生において、努力がストレートに報われることなどほとんどないと思います。私自身の経験でも、入学試験をはじめさまざまな試験のことを思い出すと、一生懸命勉強してもヤマが外れたり、ど忘れして惨敗したり……。いや、ヤマを張る時点で努力不足なのですが（笑）、恋愛にせよ出世にせよ、努力がストレートに結果に結びつくものではないことは、みなさんも実感されていることでしょう。しかし、体力の増加はトレーニング、休息、栄養の3つの条件に比例します。そこに運や偶然が介入する要素は一切ありません。人生において、これほどストレートな因果関係が他にあるでしょうか。私は知りませんでした。だから、走るのが面白いのでしょう。

自分の身体の反応を細かくチェックしていくと、頑張りが報われていることに気付けます。そして、そのことが自分のモチベーションを高めます。自分の身体のデータが自分の頑張りをほめてくれるのです。このときのうれしさは、マラソンの魅力の本質だと思います。

そして気が付けば上り坂を含めた10㎞を、1時間と少々で走れるようになっていました。1㎞で息が上がっていた1年後とは思えない回復、いや超回復に、思わず有森裕子さんの名言「自分で自分を

「ほめてあげたい」とつぶやいていました。

Column 膝を痛める

体力が回復し、快調に走れるようになった頃、膝が痛くなりました。原因はシューズです。主治医のアドバイスに従ってリハビリで始めたジョギングなので、体力が戻れば続ける気はありませんでしたし、ジョギングにこれほどはまるとは夢にも思っていなかったので、ディスカウントショップでそれらしい見てくれだが、聞いたこともないメーカーのスポーツ風シューズを買って走っていました。しかもかかとがかなりすり減ってきていたのにお構いなしで走っていました。そのせいで故障してしまったのです。

今にして思えば、これは狂気の沙汰だったとわかります。大学で私が主宰している「薬学部フルマラソンサークル」の新入生には、最初に今までの靴の概念にとらわれず、思い切り奮発してシューズを買うことを推奨しています。一般的に初心者用のシューズは、靴底が厚くクッション性が高く、重い設計になっています。これは、膝や足首への負担を軽減し故障を防ぐという考え方によるものです。ただ、クッション性というのは、フワフワした履き心地のことではないことに注意が必要です。一定の硬さがなければ、走っているときに足がぐらついてしまい、かえって故障の原因になってしまいます。かかと部分がしっかり納まってぐらぐらせず、少し硬いくらいに感じるものがものが良いと思います。また、速く走るための設計ではないので、スピードを上げて練習するときには、別のシューズを用意すべきでしょう。

ちなみに私の場合、レース用は1種類に決めていますが、重い荷物を背負っての通勤ランや疲労抜きの目的でのゆっくりジョギングのときは、初心者用のシューズを使っています。ベテランランナーの中には、シチュエーションに応じて10足近くを履きわけている方もいるようです。シューズを変えるだけで鍛えられる筋肉が変わり効果的だそうです。

ランニングシューズの靴底は、通常2〜3層の層構造になっています。かかとの外縁部分の接地面の層がすり減り、次の層が見えてきたらそのシューズは寿命です。おそらく日常的にはまだまだ履ける状態だと思います。もったいないと思う気持ちはありますが、故障したら経済的な被害も甚大です。潔く処分することをお勧めします。自戒の念を込めて。

第4章　行動開始

❶ まずは歩く

シューズを調整

いきなり走り始めるのは避けたいところです。どこかに故障を起こす原因が潜んでいるかもしれないからです。慎重に選んだはずのシューズでも、実際走ってみるとフィットしていないことだってあります。走るフォームが悪いため、日頃使わない筋肉に過剰な負担がかかって痛みが出ることもあります。運動不足で肥満になっている場合、必ずと言ってよいほど膝を痛めます。まずは歩き

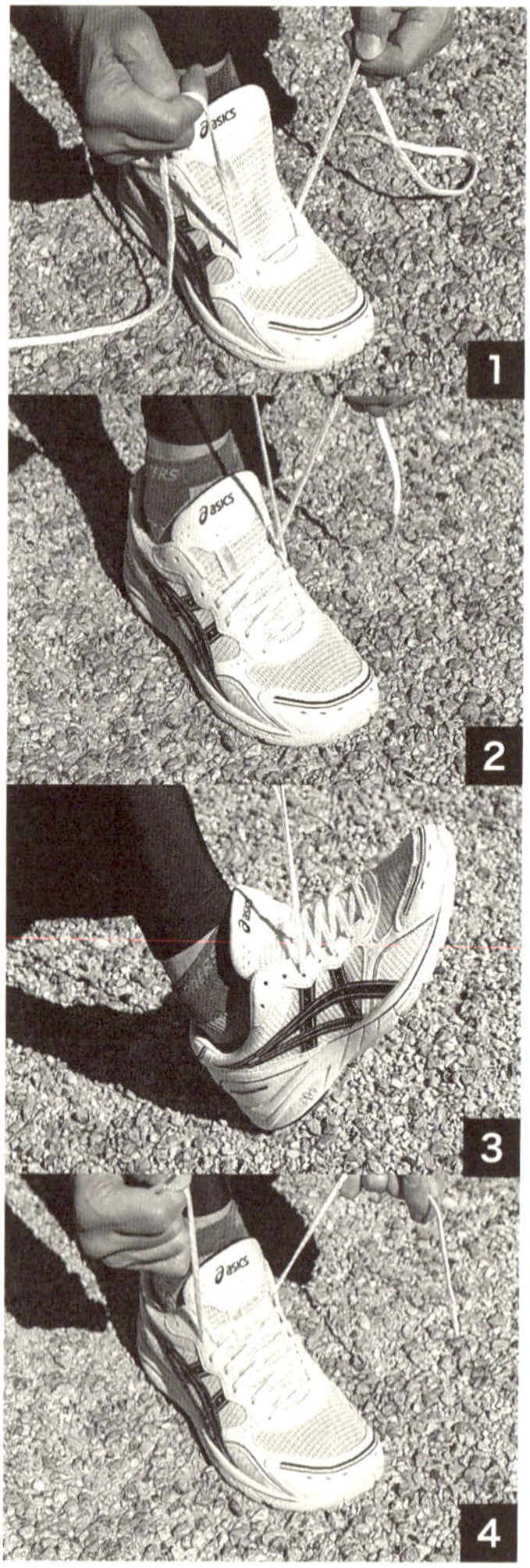

①つま先側２段目の穴までをややしっかりと締め、②足の甲の中央部はやや緩めに。③そしてかかとをしっかり入れた後、④足首側の最後の２段の穴を再びやや強めに締める

ながら、これらに注意を払います。

シューズを履いて、強く圧迫されるところや擦れるところがないかを2、3㎞歩いて確認しましょう。大概の場合、靴ひもの締め方で調整できるものです。つま先側2段目の穴までをややしっかりと締め、足の甲の中央部はやや緩めに。そしてかかとをしっかり入れた後、足首側の最後の2段の穴を再びやや強めに締めます。こんな点に注意するだけで、シューズの履き心地がとても大きく変わります。シューズのひもを少々緩めに結んでも、走っている途中で脱げるなんてことはめったにありません。それよりもフィットさせようと強く結び過ぎ、足の甲が痛くなることに注意しましょう。

フォームを意識する

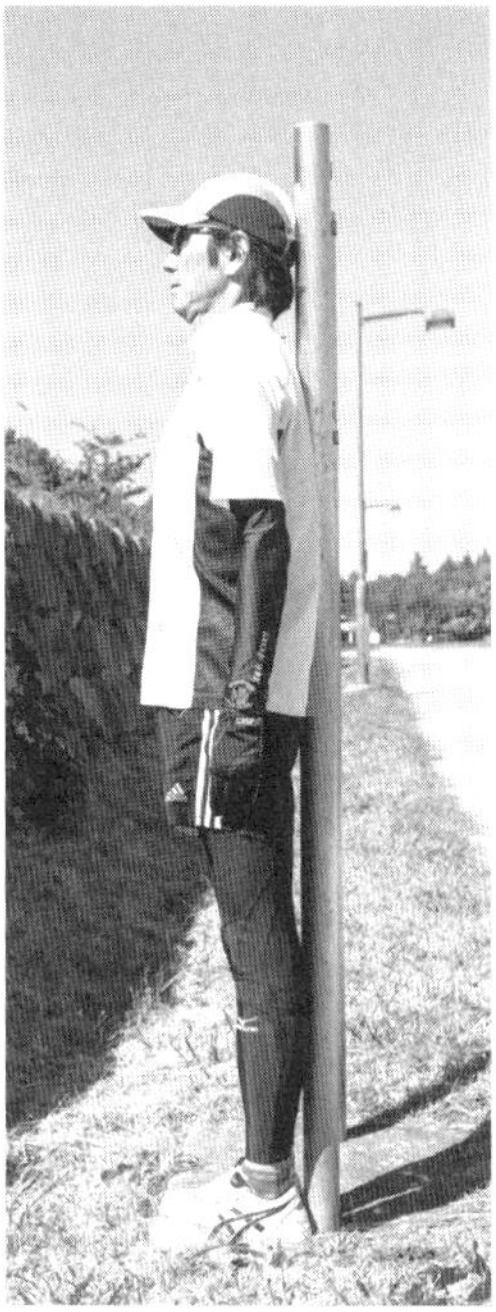

真っすぐ立てているか？

次にフォームです。体幹という言葉がよく使われますが、要は、真っすぐ立てているかどうか、その状態で全身を真っすぐにしたままほんの少し前傾し、水平移動できているかどうかを確認します。猫背になっていないか、腰が曲がっていないか、頭が前に出ていないか、左右どちらかに傾いていないか、膝の上がり具合や腕の振り方は左右同じか。実は自分自身、この確認を怠って長らく走っていたので、いまだにフォームがあまりよくなくて後悔しています。そもそも腰が伸びていないことからくる猫背と、脳出血の後遺症で体が右に傾きやすいことに気付かずに走っていました。大きな故障に至らなかったのはラッキーでしたが、最近これらを修正しただけでタイムが縮むことがわかりました。最初から十分意識していれば、効率良くトレーニングできると思います。

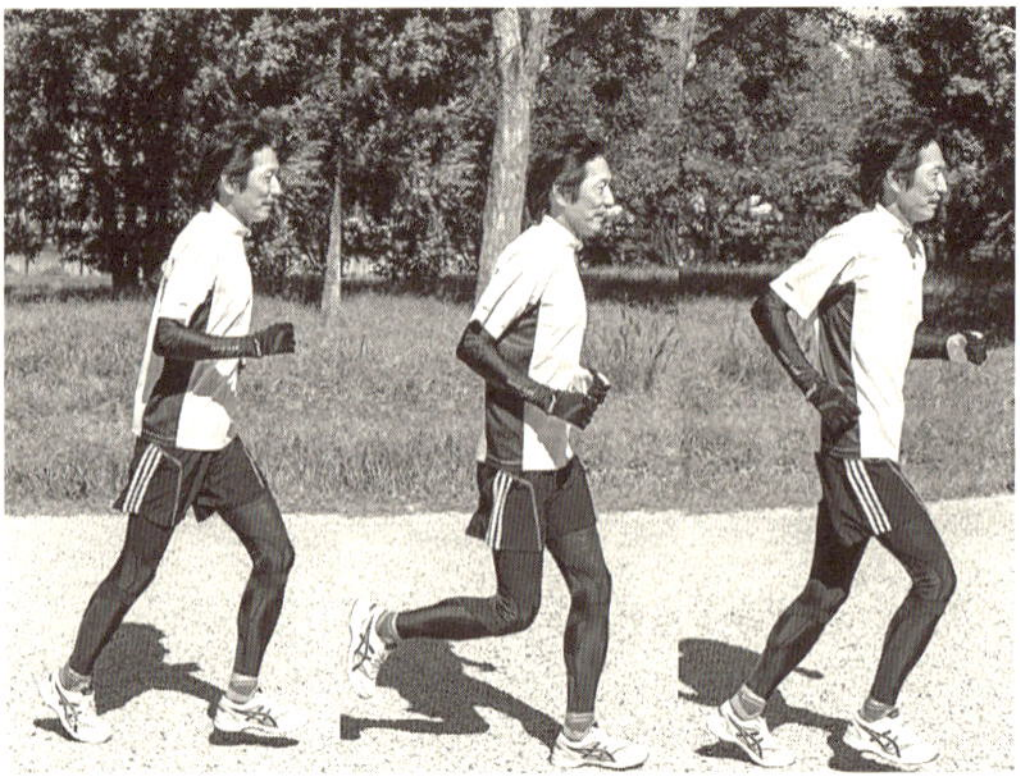

良い姿勢

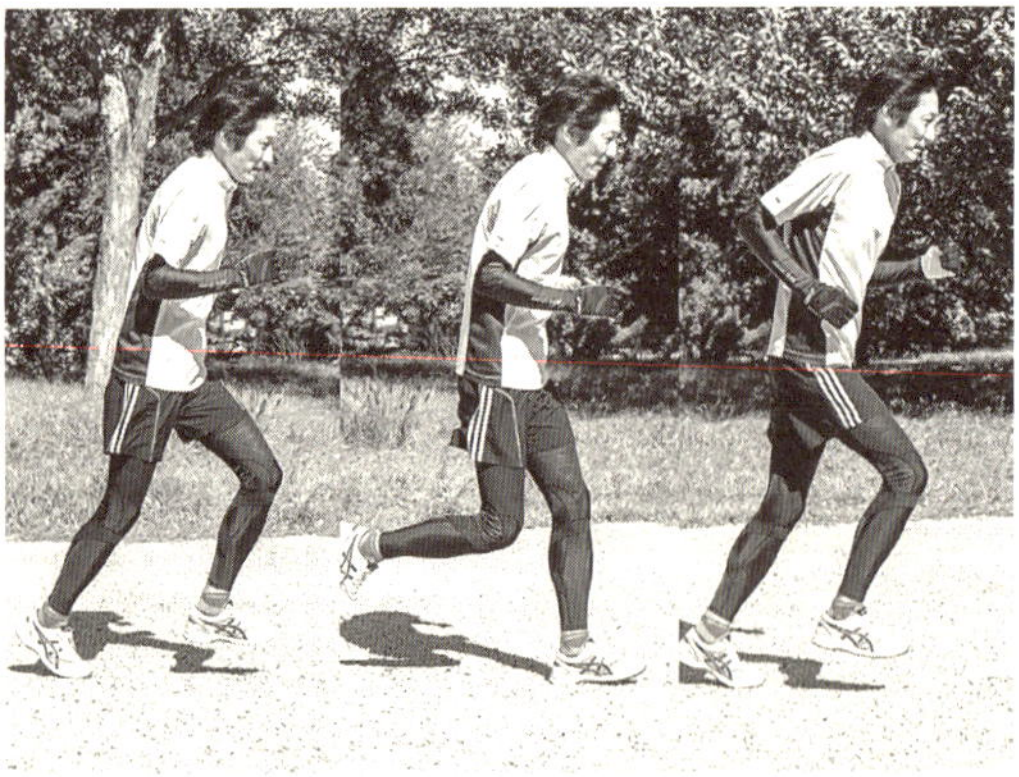

頭が前に出る猫背

厄介なのは肥満。最近はプール内でのウォーキングなど、浮力が利用できる水中運動を推奨するのが定石となっています。

しかし、前述したマラソンの良さである「いつでもどこでもすぐに始められる」の前にプールに行かなくてはいけないというのでは、ここでくじけてしまいます。

肥満の方も、ゆっくり歩いて、少しずつ距離を延ばしていくほうが現実的です。膝を中心に足や腰周りに少しでも痛みや違和感を覚えたら休む、スピードを落とす、距離を短めに切り上げることで対応します。また、体重ばかりが気になるところですが、運動をしていれば体重自体は減らなくても、体重を支える筋力は付いてきますから故障のリスクは下がります。

現実のマラソン大会でも、「こんなに太っているのによくこのタイムで走れるなぁ」と感心してしまうほどのランナーもいま

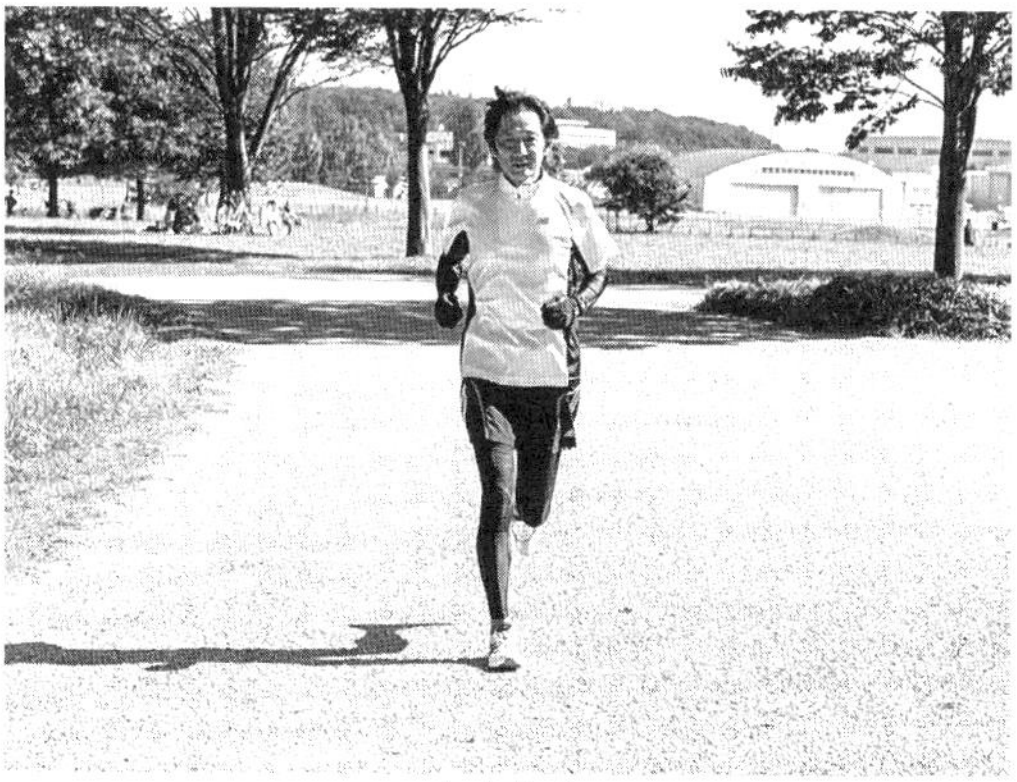

左右均等

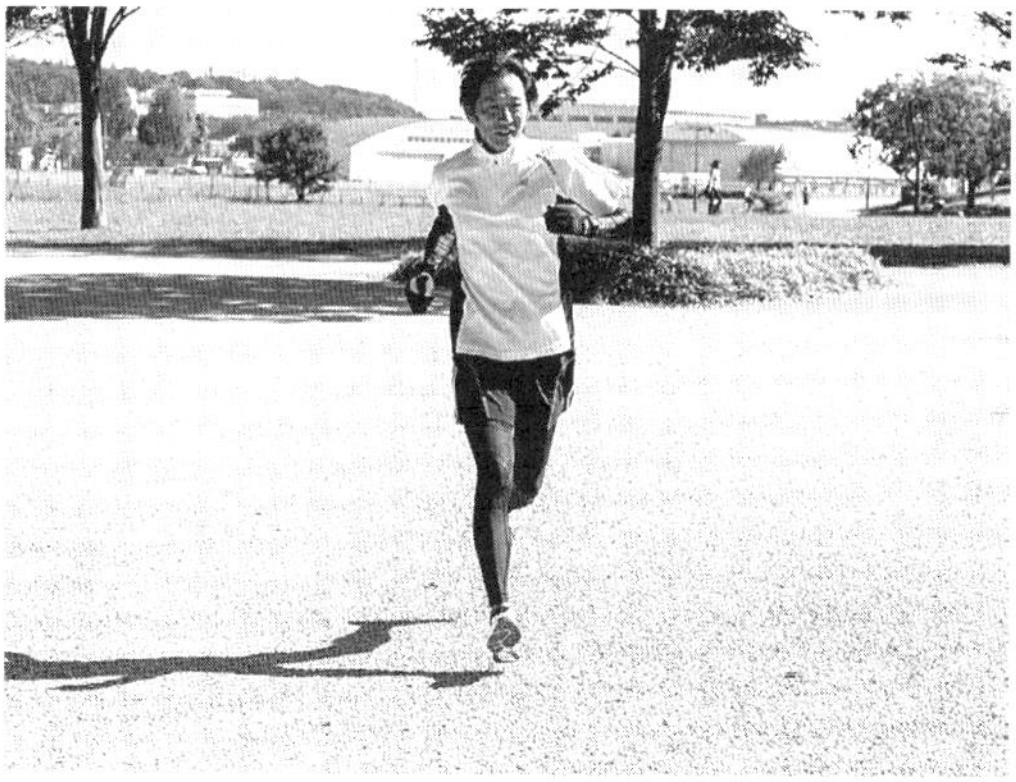

左右傾き

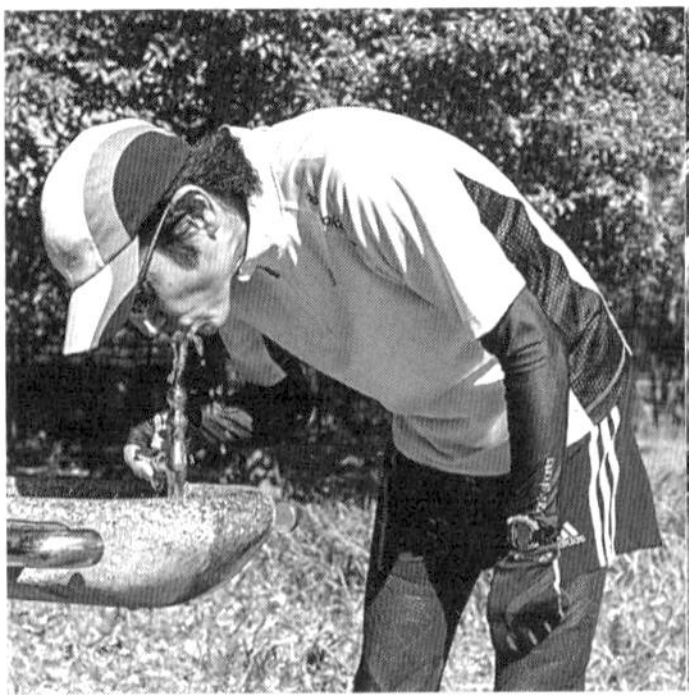
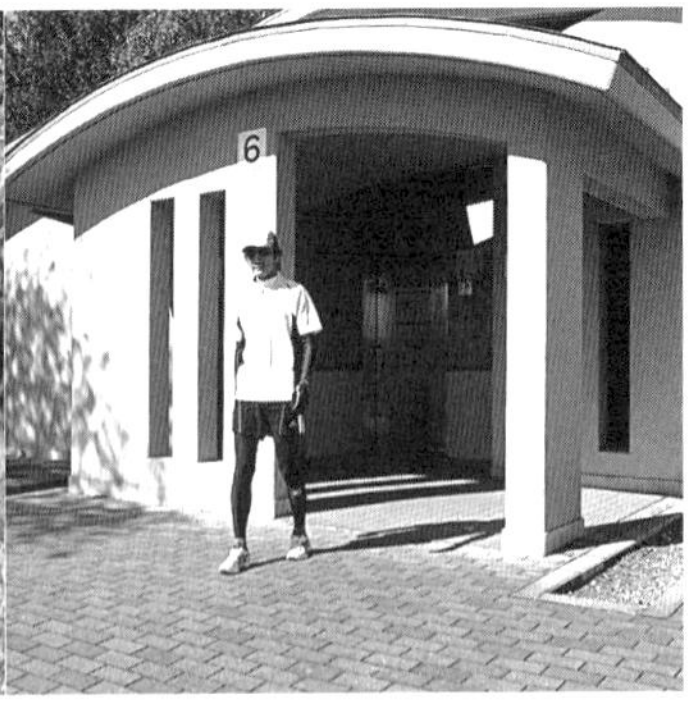
トイレや水飲み場があると安心

す。過体重＝故障ではないのです。走れるようになれば、体重のコントロールは非常に楽にできます。焦らずに走れるようになっていきましょう。歩くのは週に3、4日として、2日以上間隔を空けないようにして続けましょう。

マイコースを作ろう

練習コース探しと距離感をつかむことも大切です。それ以前に、まずは迷子にならないようしっかりと道を把握することです。自宅の周囲でも少し離れてしまえば、意外と通ったことのない道は多いものです。だから迷います。私が勤務する千葉県東金市は、目印になる高層ビルもない非常に平坦な町です。曇天だったり日が沈んだりすると方角もわからなくなります。一度ジョギング中に迷子になりました。この話を女子駅伝部の選手たちにしたところ、彼女たちも道に迷って大騒ぎを起こしたことがあったと言っていました。最近はスマホにナビ機能があるので、携帯していると安心です。

距離が長くなるほど危険です。急に膝が痛くなったり、お腹が痛くてトイレに行きたくなったり、雨が降ってきたりと、人生の初体験が次々と起こります。最初のうちはいつ何が起こっても引き返せるように、自宅を中心に同心円を描くように距離を延ばしていくといいでしょう。

トイレ、水飲み場、雨宿りの休憩所、コンビニ、自販機などがある場所を知っているだけで、走っているときの安心感が格段に違います。こうして土地勘が十分に備わってきたら自分なりのコースを作ります。Ｇｏｏｇｌｅ地図のルート検索機能を使えば、地図上の距離を測ることができます。歩ける時間やその日の気分、体調に合わせて選べるようにたくさん作っておくと楽しいです。

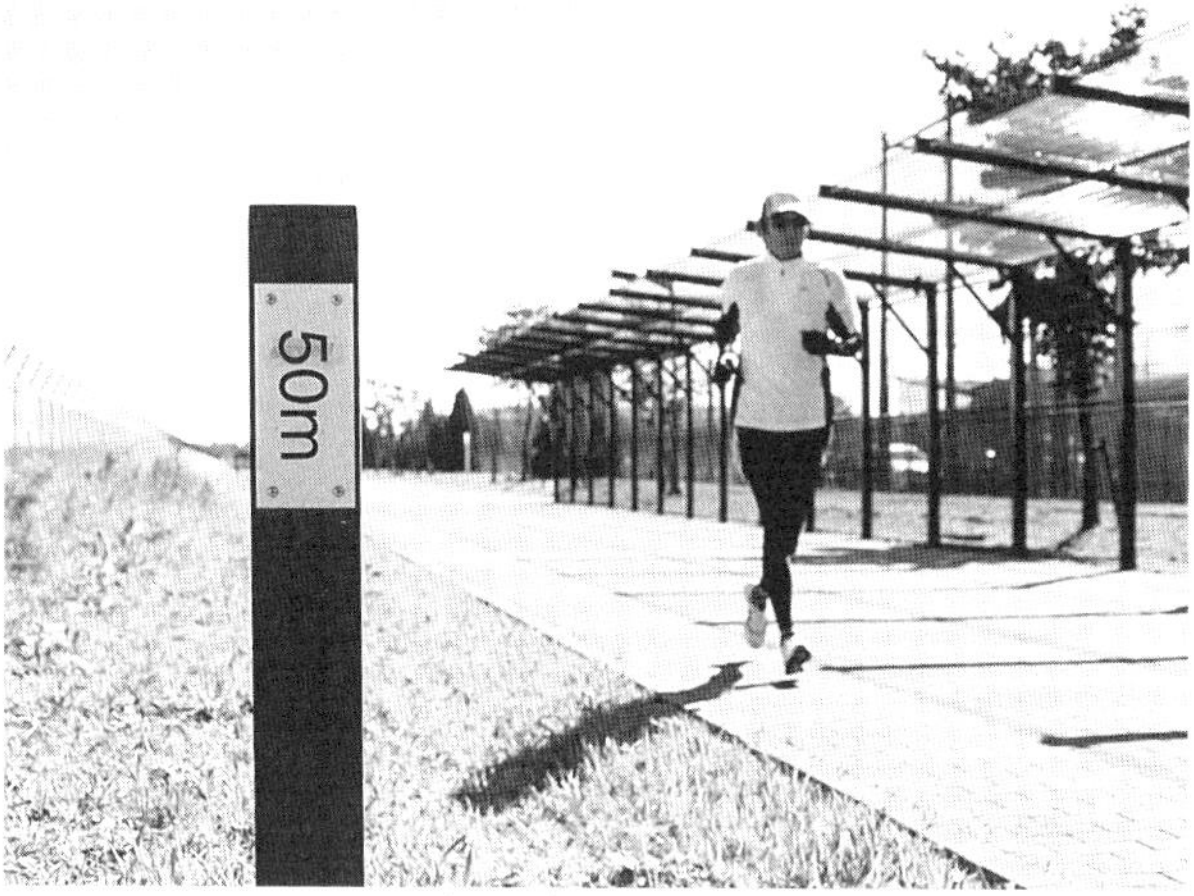

正確に距離がわかる場所

歩行スピードを把握しよう

マイコースにぜひ取り入れたいのが、正確に距離がわかる場所です。大きな公園や遊歩道には、距離表示がされているところがたくさんあります。私がよく走る場所では、調布飛行場の滑走路横の公園。１００ｍごとに表示がある１㎞の直線コースで、スピード練習に使っています。それと多摩川のサイクリングロード。ここは５００ｍごとに10㎞ほど表示があり、ペース作りに使っています。みなさんの町にも探せばきっとあると思います。どうしても見つからない場合には、役所のスポーツ振興課に聞いてみるといいでしょう。こうした表示を利用して、自分の脚力の向上をはっきりと確認することがモチベーションアップにつながります。

マイコースに組み込む標識がどうしても見つからない場合は、ＧＰＳ（Global Positioning System）を利用しましょう。最近の携帯やスマホにはＧＰＳ機能が付いています。かなり性能も向上していて10ｍ単位で測定できます。これを使い、自分で決めた距離に相当するスタート地点とゴール地点の目印を決めます。

こうして１、２カ月もすると、２時間程度は歩けるようになっていることでしょう。そうしたらいよいよ走ります。

Column 日焼け対策

海で誕生した生命が地上進出を果たすうえで、最大の障害は紫外線でした。降り注ぐ紫外線は分子の構造を破壊し、遺伝子を狂わせます。私たちの実験で、細菌がいない環境を作るため紫外線ランプを点灯させておくことがありますが、その威力は強烈で、数週間で紙や布がぼろぼろになるほどです。

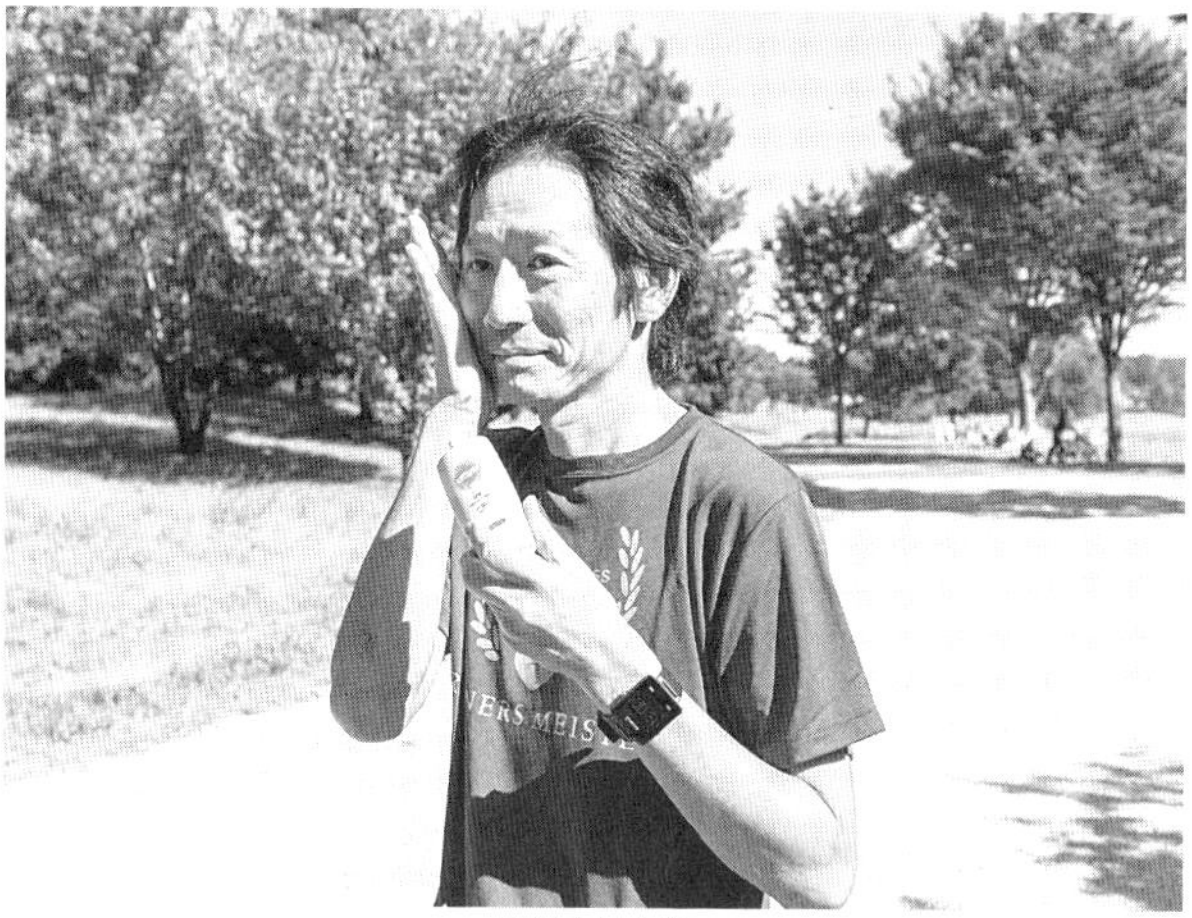

日焼け対策

人間の皮膚も紙や布と同じで、コラーゲンというたんぱく質がダメージを受け、シワができます。それを防ごうと、皮膚ではメラニンという黒い色素の生成が盛んになります。これがいわゆる日焼けです。ジョギングのようにアウトドアで楽しむスポーツを嫌う大きな理由として、肌へのダメージを挙げる人も少なくありません。特に女性はそうでしょう。

しかし対策次第で、結果的に肌に良いことも起こります。私の場合はそうでした。40代半ばの頃、新聞の地方版に私の紹介記事を載せていただいたことがあるのですが、新聞は白黒なので特に強調されて見えるとはいえ、その写真の笑いジワの深さに愕然としました。これではまずいと思いました。

それまではめんどくさいので日焼け止めすら塗らない

でジョギングをしていたのですが、それ以降、入念にUV対策をするようになりました。絶対焼かない系の日焼け止めを惜しまず塗ることはもちろん、帽子をかぶり、目元が隠れる大きさのサングラスも掛けるようにしました。走ってシャワーを浴びた後には、スキンローションなぞもつけるように心がけました。

日陰を選んで走れば、紫外線照射量も相当に減らせます。日差しの強い夏場は、木々も太陽光を集めるために頑張って葉を茂らせているので、大きな公園の散歩道は結構日陰になっているものです。意識して探せば走れる日陰が意外と多いことに気づくでしょう。自宅の近くの公園は、70％くらいが日陰になります。残る日向は、そこを早く走り抜けることでメリハリのついたトレーニングになります。結果、自分の肌年齢は10年前より若くなったと感じていますし、周囲からもそう指摘されます。漫然と生きているよりも、しっかり対策を立てて積極的にチャレンジする気持ちこそが良い結果を生むのでしょう。期せずして、マラソンで肌年齢が若返ったということです。これぞアンチエイジングです！

Column

ナイトランの勧め

十分な日焼け対策をすれば、ＵＶの影響はそれほどありません。それでも気になるなら、ナイトランをお勧めします。私の場合はUV対策を別にしても、仕事時間の関係上、トレーニングの半分はナイトランです。わが国の最も優れた点は、治安が良いことです。暗いので不安になるかもしれませんが、場所を選べば犯罪に巻き込まれることなどまずないでしょう。加えて仕事を終えてから走ることで、その日一日のモヤモヤやストレスを脳みそから消去できます。

私の勧める大学は千葉の外れですが、近くの県道は結構明るいし、人通りもそこそこあります。ただし信号が多く、赤信号で引っかかると長いのが難点です。かといって結構な田舎なので、脇道に入ると街灯もまばらで、路面すら良く見えません。そこで考えたのがキャップライト。100円ショップで売っているLED9灯キーライトをゼムクリップなどでランニングキャップのツバに付けて走ります。これで3、4m先まで路面が見えます。また、車からの視認性も高くなるので交通安全面でも有効です。

交通安全面ではもうひと工夫しています。できるだけ

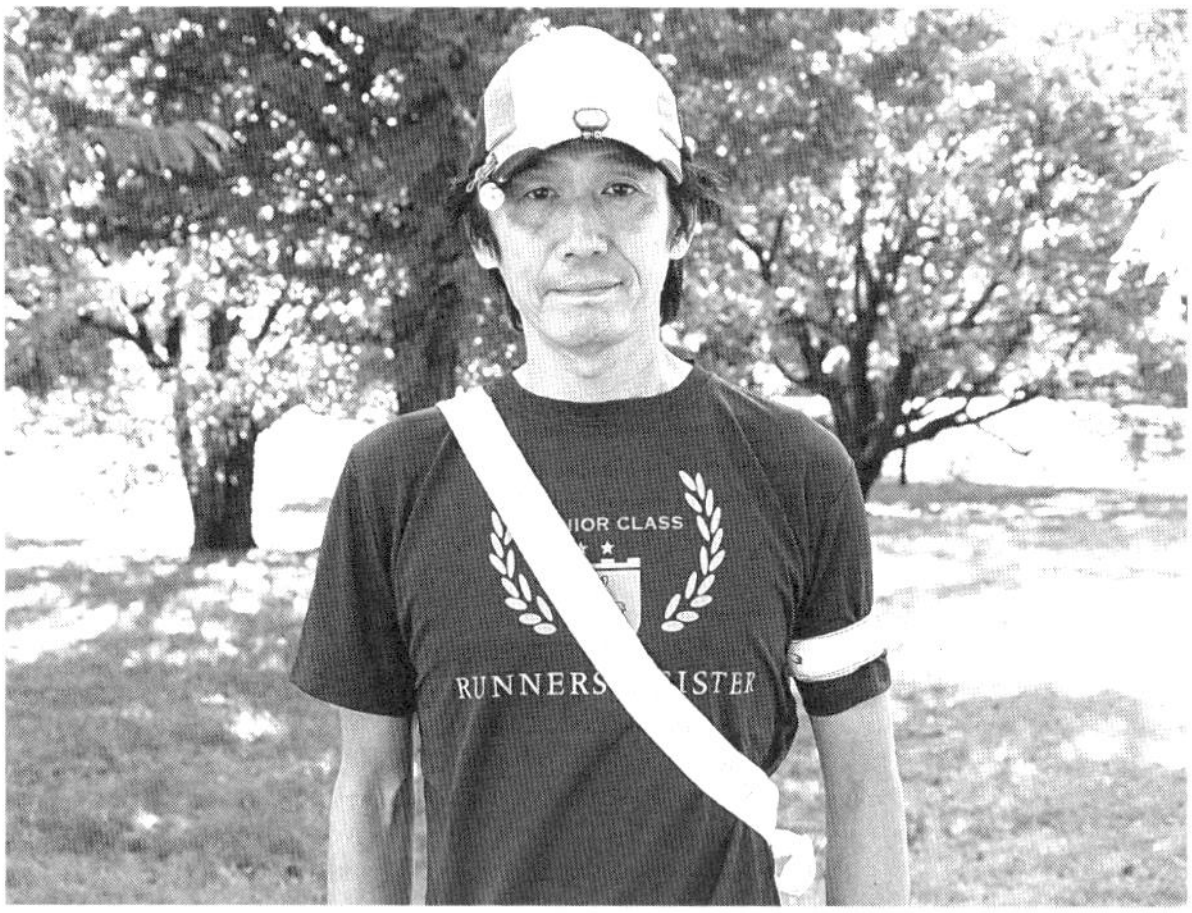

ナイトラン対策

明るい色のウェアを着ることです。私はさらに工事現場の作業員が身につけている反射タスキを掛けて走っています。事情を知らない人にはとても変な格好に映るでしょうが、人目が気にならないナイトランでは、安全面の機能を追求するべきでしょう。

ただし、コンビニなどに寄り道する際には、タスキとライトを取り外すことをお勧めします。レジの最中、事情を知らない店員のお姉さんに、帽子のツバばかりちら見された経験がそのことを教えてくれました。

Column ジョギングの小尻効果

走り始めて半年が過ぎた頃でしょうか、電車の椅子に腰掛けていて、何となくお尻に痛みを感じました。河口湖マラソンが数カ月後に迫っていたので、「故障かな?」と心配にもなりました。気になり出すとどんどん気になるもので、どこの椅子に座っても痛みます。帰宅して風呂に入る前に、あざでもできてはいないかと姿見で自分のお尻を見てびっくりしました。小尻になっているではありませんか。痛むところは骨盤の蝶骨の下縁で、何となく骨張っているところです。

尻餅をついてもさして痛くないのは、お尻にはたっぷりと皮下脂肪が蓄えられており、これがクッションになってくれるからです。それが減ってしまったので、椅子に座ると痛みを感じるようになったのです。自分のお尻をこれほどまじまじと見たのはこれが初めてかもしれません。マラソンの小尻効果が絶大であることを知りました。

速い女性ランナーも小尻なので、後ろ姿が非常に若く見えます。そもそもフルマラソンの大会には、20代女性ランナーはそうそういないのですが。20代後半ぐらいの年齢だと思って追いついてみると、ゼッケンに書かれているのが40代の部だったりすることがしばしばです。小尻化による見た目のアンチエイジング効果は絶大です。ウォーキングも健康維持のための運動としては優れていますが、小尻効果について期待できるかどうかはウォーカーのお尻を見ればご理解いただけるかと思います。

この小尻効果によるお尻の痛みは、しばらくするとなくなりました。ももの裏側の筋肉（ハムストリング）が大きくなったことと、姿勢が良くなり骨盤が前傾してきたことで負担が軽くなったためのようです。良いことずくめです。

② 走りだす、その前に

公道は歩行者優先の意識で

いよいよ走り始めましょう。しかし、その前にしっかり肝に銘じておいていただきたいことがあります。正式な陸上競技の練習場所でもない限り、どんな道であっても走るための施設ではないということです。道路の歩道は歩行者のためのスペースです。公園内の小路やハイキングコースの遊歩道だって歩行者のために作られているのです。そこを自分の趣味のために走らせていただくのですから、常に歩行者優先を心がけなければならないのは当然です。

練習の成果が現れ始めて走ることが楽しくなってくると、この重要な心がけがどこかにいってしまいがちです。グループでウォーキングをされている方たちが、横に広がって道をふさいでいたりすると、「片側に寄ってくれないかなぁ」などと不遜な気持ちが湧き起こったりします。特にタイムを気にしながら練習しているときなどはそうなりがちです。ただでさえ歩行者に迷惑をかけているのですから、歩行者がいない場所や時間帯を探す努力をすべきです。

ウォーカーの多くは大変親切なので、走る足音に気がつくと、自主的に片側によけてくれることも少なくありません。これは大変にありがたいご厚意ですから、追い越す際には必ず「すみません。

ありがとうございます」とお詫びとお礼を言いましょう。
もう一つ重要なことがあります。そもそもウォーカーやハイカーの方々は、なぜランナーの足音に気がつけるのでしょうか？　それは、鳥のさえずりやせせらぎや風の音を楽しみながら歩いているからです。

ｉＰｏｄやスマホなどで音楽を聴きながら走っているランナーを最近よく見かけますが、私はあまり感心しません。視覚だけではなく聴覚からも、周囲の自動車や自転車、歩行者の接近などの情報をたくさん受け取っているからです。公園内ならまだしも、一般道だとかなり危険です。そもそも追い越される人に耳を使わせておいて、追い越すほうが耳をふさいでいるというのは、ちょっと失礼な態度に思えます。音楽好きの人は少々不服だと思いますが、ご一考いただきたいところです。狭い山道を走るトレイルランでは、一層の心がけが必要です。

そして無意識にやってしまう、もっと単純なマナー違反もあります。私有地や大規模店の駐車場を勝手に横切るショートカットです。わざわざ長いコースを作って走っているのにおかしな話ですが、エネルギーを節約するのは動物の本能なので注意が必要です。

Column 2度目の試練

まさかの出来事に見舞われました。2度目の脳出血です。今度は視床出血でした。目の奥にある脳の視床という部分には、温度を感じる中枢などがあります。ビールが入ったコップを持ったのに冷たいと感じないので、まず変だなと思いました。その後でお風呂に入ってさらに驚きました。鼻やおへそなど体の中心線を境にして、きれいに右半分が温かく感じないのです。最初のクモ膜下出血は右脳で起こりました。体の右側の異常がもし脳の問題だとしたら、今度は左脳ということになります。自分では、「まさか両方はないだろう」との思い込みがありました。クモ膜下出血の時はものすごい激痛だったけれど、まったく痛みもなかったし。「寝れば治るかなぁ……」と軽く考えて寝てしまいました。

翌朝、目が覚めても状況は変わっておらず、右手が温度を感じません。「変だなぁ……」と思いつつのんきに出勤したものの、ちょっと気になるので会社のそばのクリニックに行きました。そこでは問診だけで、「念のため」電車で一駅離れた病院を紹介され、CTで調べたら大変、出血が見つかったのです。そこからすぐにクモ膜下出血の手術をした大学病院に行き、即車椅子に座らされ、そのまま2週間の入院となりました。

自覚的な変化が起こったのは数日後で、右脚の足首から下が、粉を吹いたようにかさかさになりました。それだけでした。視野の狭窄がないかなどいろいろ検査されましたが、異常は見つからず退院となりました。さらに2週間ほど過ぎた頃、手と足に少ししびれが出ました。これは10年経った今も少し残っていますが、マラソンに支障があるほどではありません。病気のことを忘れないようにという神様の計らいなのでしょう。ただし、この1年半後に参加した復帰戦「館山若潮マラソン」の時は、さすがに怖かったのを今でも覚えています。体重はかなりうまく絞れていたのですが、復帰第1戦ということもあり、まずは無事完走をと考え、きわめて消極的な走りをしました。

マラソンが脳出血のリスクになるという科学的根拠は何にもないと信じつつも、レース前半は「ここで脳血管が切れたらどうしよう」という考えと、「これを走りきらないと、このまま消極的な人生になってしまう」という考えが、頭の中でずっとせめぎ合っている状態で走っていました。後半になって意外にタイムが良いことに気付き、「もしかするとサブ4いけるかも！」と欲が出てきて、やっとモヤモヤが吹っ切れました。しかし時すでに遅し。かなり体力を温存した状態で4時間10分でゴールし、悔いが残りました。そしてここから私は、長い記録の停滞に入っていくのでした。

③ そしてゆっくりと走り始める

ゆっくりと、そして時間を長く

走り始めの頃は、とにかく〝ゆっくり〟を心がけることが大切です。ほとんどの人が持っている〝走る〟というイメージでは、スピードが速すぎるのです。おしゃべりをしながらでも呼吸が乱れないペースで走る感じです。〝走る〟と〝歩く〟の違いは、両足がともに地面から離れる瞬間があるかないかです。競歩という陸上競技では、両足がともに地面から離れたら失格となります。スピードとは関係ないのです。しかしどんなにゆっくり走ろうとしても、歩くよりはかなり速くなっています。そのことは簡単に確認できます。

例えば道を普通のスピードで歩いている人を見つけてください。その人がある電柱を通り過ぎるときに、その電柱の2本後ろの電柱からゆっくりと走り始めてみてください。おそらくその人が次の電柱に差し掛かる頃、あなたはその人に追いつきそうになっているでしょう。ほぼ倍速なのです。

マラソン大会でも〝とにかく歩かない〟を心がければ、途中で歩いてしまったときよりずっとタイムが良くなるのもこのためです。まず走ることのイメージを変えることが大切です。「スピードを速く」ではなく、「ゆっくりで良いので時間を長く」を心がけることが大切です。そしてそのスピードで、まずは30分走ることから始めます。歩いて2時間かかったコースの半分までたどりつけるはずです。

次に注意することは、調子に乗って距離を延ばしすぎないことです。1週間ごとに20％程度延ばしていくのが基本となります。最初の週が30分ですから、次の週は36分、その次の週は43分といった感じです。1カ月後にはおよそ1時間となりますから、歩いて2時間かかっていたコースが完走できるようになるのです。ここまでわずか数カ月ですが、身体が驚異的な進化を遂げていることを実感できるでしょう。ただし、ここでも調子に乗らないことが大切です。後で詳しく書きますが、故障しやすい時期だからです。

この先は歩きでコースを作ったのと同じように、走りでより長いルートを作っていきます。最終的な最長コースの目標は30㎞です。順調に続けられれば、約3カ月で達成できる計算になります。少々つまずいても4カ月あれば達成できるでしょう。

フルマラソンは半年あれば完走できるとよく言われるのは、こうした計算に基づいています。「そんなに計算どおりにうまくいくはずがない」と思われた方がきっと多いと思います。ところが実際にやってみると計算どおりにいってしまうのです。世の中でこんなに単純に計算どおりに事が運ぶものが他にあるでしょうか。〝練習はウソをつかない！〟これもマラソンの大きな魅力の一つでしょう。

4 長距離を走る（LSD：Long　Slow　Distance）

脂質代謝機能を活性化させる

長距離をゆっくりと走る練習法をLSD（Long　Slow　Distance）と言います。1kmを7分から9分のペースで、まずは1時間。最終的には3時間程度走れるようにします。9分／kmというスピードは、そうとう意識しても難しいほどゆっくりです。LSDでスピードを抑えるコツは、ストライド（歩幅）を小さくして小股で走るようにすることです。この練習の目的は、運動のエネルギーとして脂肪を利用する代謝系を活性化させることにあります。

少し専門的になりますが、エネルギー代謝について解説しておきましょう。栄養素のうち体の中でエネルギーとして利用されるのは、糖質、脂質、たんぱく質の3種類、いわゆる三大栄養素と呼ばれているものです。それぞれ1g当たり糖質は4kcal、脂質は9kcal、たんぱく質は4kcalのエネルギーが生まれます。

走ることで消費するエネルギーは、体重と距離に比例します。重い体を動かして遠くまで運ぶわけですから、当然使うエネルギーも多くなるわけです。距離（km）×体重（kg）＝消費エネルギー（kcal）というきわめて単純な計算が成り立っています。そのためマラソンで42・195kmを体重55kgの人が完走するのに消費するエネルギーは、42・195km×55kg＝2321kcalとなります。

体の中にはグリコーゲンという形で糖質が蓄えられていますが、その量は500g程度、約2000kcal分しかありません。仮にこのグリコーゲンが総動員できたとしても、フルマラソンを完走するには足りないのです。一方、脂肪は少ない人でも体内に5kg以上、フルマラソンを20回近く完走できる3万5000kcal以上のエネルギーが蓄えられているのです。だからスパルタスロンのような246kmもの距離だって、練習次第で走れるようになるわけです。

体内のこの豊富なエネルギー資源を、いかに有効利用するかがマラソン完走の鍵となるわけです。酸素が供給されない状況下でも糖質からエネルギーを生み出すことはできますが、体内に乳酸という物質がたまっていき、足がつるなどして運動不能となります。

脂肪は酸素が供給されないとエネルギーを生み出すことができません。LSDはゆっくり運動することで体内に酸素を十分に取り入れながら脂肪を燃焼させ、エネルギーを作り出すための代謝系を活性化させる練習方法なのです。LSDのような運動を有酸素運動と呼び、ダイエットなどの目的で体脂肪を減らすためにも有効とされ推奨されているわけです。週末などゆっくり時間が取れる日に、月2回程度取り入れるといいでしょう。

LSDで3時間ほど走れるようになったら、フルマラソンを6時間以内に完走できることはほぼ確実です。

Column 女子駅伝部顧問に就任

2度目の脳出血である視床出血から半年後、会社の研究職から大学の教職へと職を変えました。勤めていた会社に特段の不満があったわけではないのですが、大学で教える仕事に対する好奇心が抑えきれなかったというのが本当のところです。

転職前に大学のホームページを見て、女子駅伝部が創部4年で全日本選手権に出場という快進撃を続けていたことにも興味がありました。お正月に箱根駅伝をテレビで見ていて、早稲田大学卒の兄のように応援する大学があることをうらやましく思っていたので、応援するチームができることに魅力を感じたのです。

大学に移籍してしばらく経った頃、女子駅伝部の監督が私の部屋に突然現れました。大学の周辺をジョギングしていた私に目を付けたようです。監督は私がスポーツ栄養に関わっていたことも御存じだったようで、顧問への就任を依頼されました。

私が求められたのは、駅伝部に関するもろもろの書類を作成することと、大きな大会の応援（支援）をすること、監督とは別の角度で選手の相談相手になることなどで、重い仕事はないというお話でした。お断りする理由もないので、軽い気持ちで引き受けました。

実際に顧問としての仕事は、言われたとおりで負担にはならず、予定外だったのは、お酒が飲めない監督に代わって、酒席で場を盛り上げることくらいでした。選手の競技力向上には何もお手伝いしないことが効を奏して、その年も全日本出場を果たしました。

当時は全日本といえども、大学女子駅伝はテレビで生放送されていませんでした。そのためチームの作戦を立てるうえで、レース中に現在の順位、トップからのタイム差など監督や応援部隊に随時知らせる必要がありました。

私は、戦況メール配信システムを作りました。中継点や中間点などのポイントに応援要員を配置し、選手が自分の前を通過する時にゼッケン番号を配信係に電話で知らせます。これを受けた担当者は、PCにゼッケン番号を入力します。Ｅｘｃｅｌのマクロ機能を使って、1位から自分のチームとその後ろを走っているチームまでの順位とタイム差を計算し、メール配信文章が自動作成されます。これを事前登録者に一斉メール配信するというシステムです。

現状が共有できるだけではなく、監督の作戦立案、たすきを受ける選手の心の準備、応援団のポイント移動など、テレビ中継が始まるまでの間、私が作ったこのシステムを重宝していただきました。これが顧問としての最大の貢献だったかもしれません。現在は顧問を退任しましたが、在任中に全日本で3位まで順位が上がりました。とても良い思い出ができたことに感謝しています。

⑤ 故障しないために絶対してはいけないこと

故障のほとんどはオーバートレーニングで起きる

LSDで3時間も走れるようになった頃には自信が付いてくるので、もっといろいろなチャレンジがしたくなってくるでしょうが、これが一番危険。オーバートレーニングのため故障しやすい時期なのです。大小の差はあれ、市民ランナーなら誰でも故障の経験はあるでしょう。そしてその原因のほとんどは、オーバートレーニングなのです。

実は私も初マラソンの2カ月前に足首を故障しました。初マラソンの大会が近付くにつれて、本当に走りきれるのか不安が膨らみ、実際に走って試してみようと考えたのです。

そして大会の2カ月前にレース用に新調したシューズの試し履きも兼ねて、42km走に挑戦しました。新しいシューズはなかなかいい履き心地で、ペースが上がっているのもあまり気にせずに21km走ったところで折り返しました。あと半分か。なんとか大丈夫そうだ、とそのときは思いました。ところが30kmを過ぎた辺りから、左足の裏がチクチクと痛み出しました。小石がはさまったような感じでした。いったんシューズを脱いで確認しましたが、小石など入っていません。走れないほど痛くもないので、変だなあと思いながらも走っていきました。この痛みのせいでフォームが歪んだのでしょう。今度は右の足首が痛み始めました。これも我慢できる範囲。「もう40㎞まで来たから、あと２㎞頑張ろう！」

これが良くなかったのです。なんとか42㎞を走りきって帰宅し、ソックスを脱いでびっくり。左足の裏に巨大な血豆ができていました。これがチクチクした痛みの原因だったのです。そして右足首も痛み出したので、あわてて水シャワーで冷やしました。しかし翌朝、血豆は小さくしぼんでいましたが、足首は倍ぐらいに腫れあがっていました。後悔先に立たずです。あと２カ月で治るのだろうか。その時点では完走できることがわかったものの、結局不安が大きくなっただけのチャレンジでした。

血豆が剥がれ、その下にちゃんと皮膚ができたのを確認し、足首の痛みが取れるまでに約１カ月がかかりました。結局その間は、まったく走れずじまいです。自分で鍼灸治療を続けましたが、大会の時も足首には違和感が残ったままの出場となってしまいました。

効果が現れる体の機能には順番がある

走り始めてしばらくの間は、自分の体が劇的に進化していきます。それが息が上がらなくなったり、足がだるくなったりという感覚で実感できます。この感覚が、もうちょっといけるという錯覚を生んでしまいます。その錯覚からのオーバートレーニングには原因があります。走るための身体機能は、大きく3つに分けられます。まず1つ目は、息が切れなくなるという感覚で実感できる心肺機能です。吸い込んだ酸素を体の隅々まで届け、そこでできた二酸化炭素を回収し、体外に運び出す機能です。酸素と炭酸ガスを交換する肺の機能、血液を循環させる心臓の機能、そして酸素を運ぶ血液の機能の3つが合わさって心肺機能となります。肺活量、心拍出力（心臓の収縮で送り出される血液量）、血中へモグロビン濃度で数値化できる機能です。

実はトレーニングの効果は、まず心肺機能に現れます。階段を駆け上がっても息が切れなくなったという感覚が最初に生まれます。でもまだ足はしんどい。走るための2つ目の機能である筋力は、心肺機能より遅れて強化されていきます。だいぶ遅れて、足が軽くなったという感覚で筋力アップが実感できます。問題はこの時点です。

息も切れないし足も軽い、だから長く速く走れそうという錯覚に陥ってしまいます。しかし、走るための第3の機能である腱や靭帯がまだ強化されていないのです。そして最悪の場合、靭帯断裂に至り、ランナー生命を断たれることになります。

腱や靭帯といった筋肉や骨をつなぐ組織は、練習を積んでもなかなか丈夫にはなりません。とにかく鍛えるのに時間がかかるのです。そして鍛えられて丈夫になったとしても実感することはできません。

自分の関節に注意を払いながら、瀬踏みをするように少しずつトレーニングの強度を上げていき、少しでも違和感を覚えたらやめる勇気が大切ですと簡単に書きましたが、これは非常に難しいことです。そこで実際のトレーニングでは、数字で割り切るのがいいと思います。それが先述した走行時間の延ばし方の根拠なのです。

最初にフルマラソンを完走するまでは、週に20％増やしても大丈夫ですが、フルマラソンを完走し、自己ベストを更新していく過程では、より慎重になる必要があります。完走するということと、さらに速く走るということは、次元の違うチャレンジです。より慎重にじっくりと進めていくことが大切だと思います。

6分／kmを20％縮めて5分48秒／kmにすることは簡単ではありません。1カ月で達成しようとすれば、かなりのリスクを負うことになります。しかし、目標をその1／10の2％／月でタイムを縮める練習を12カ月続ければ、タイムは78％に短縮されます。この計算でいくと5時間で完走していたランナーが、1年間でサブ4を達成できることになるのです。これは十分実現可能です。ではサブ3は？というとやめておくべきです。サブ3は誰もが達成できる領域ではない、さらに別の次元だからです。

無理な目標を立てず、長く楽しく

先の私の故障の場合、回復できる範囲内だったので良かったですが、数年間、最悪の場合その後一生マラソンをあきらめなくてはならない障害を起こしてしまうランナーも実際少なくありません。これは上級者においても珍しいことではないようです。「走った距離は裏切らない」というのは金メダリストの野口みずきさんの名言ですが、市民ランナーレベルの場合、故障という結果が待っていて、走った距離につぶされることが少なくないのです。

市民ランナーなら誰でもフルマラソンを3時間以内に完走するサブ3に憧れるはずですし、サブ3を達成すれば羨望の的になります。しかし、練習さえすれば誰もがサブ3を達成できると考えるのは危険です。少なくとも少しずつ記録を伸ばして、何年もかけて達成できるかどうかという目標だと考えておくほうが無難だと思います。

サブ3に限らず、自己ベストの更新を考える場合に、サブ4を達成したので次はサブ3・5といったように、区切りのいい時間に一気にたどりつこうとするのも危険です。1レースごとに少しずつ刻んで縮めていくほうが、故障のリスクが減るし安全かつ確実だと思います。30分を一気に縮めるためには1kmで43秒も縮める必要があり、これは練習内容が一気にハードになることを意味します。1km当たり10秒程度なら現実的だと思います。1レースごとに10秒縮めていけば、5レース目には目標にたどり着きます。

私のように50代半ばを過ぎると、老化の壁も立ちはだかってきます。1歳でも若いうちに自己ベストを更新しておかないと、無理な年齢になってしまうという気持ちが湧いてきます。しかし、昨今の高齢者の頑張りを拝見していると、65歳くらいまではまだまだ老化を克服できそうな結果を出す方が多くなってきています。

50歳を過ぎたら初サブ3達成は無理と言われていましたが、少し前のランナーズに「63歳で初サブ3」というランナーが紹介されていました。私の場合、記録が伸びる間はほんの少しずつでも伸ばしていきたいと思いますが、サブ3という目標は〝夢〟として位置付けています。もし実際に3時間10分台まで記録が伸びたら、サブ3への欲が出てくると思います。しかしこの20分弱はとてつもなく大きな時間です。

私の生まれ持った身体能力で、しかも50代半ばを過ぎた年齢では、故障のリスクは計り知れません。たとえ奇跡的にサブ3が達成できたとしても、その先のマラソン人生が短くなる、あるいはなくなるのであればまったくうれしくもありません。

それよりも故障せず、75歳で東京マラソンを完走できたほうが何倍もうれしいと思います。マラソンにはまっている市民ランナーの方々はみんなそうだと思いますが、走ることがすでに生活の重要な一部となっているはずです。それなのに欲に目がくらんで、ほんの少し冒険したために走る楽しみが失われるとしたらどうでしょう。サブ3は目がくらむほど魅力的ですが、絶対に故障のリスクは回避すべきです。もう5㎞くらい走っておこう！　あと10秒ぐらい追い込んで速く走ろう！　頑張りたい気持はとてもよくわかります。しかし、ここで我慢が大切だと思うのです。できるだけ長く走り続けるために、と自分にも言い聞かせています。

走るために生活をシフトチェンジする

第4章で書いた、たったこれだけのことを実践するだけでマラソン完走は確実です。50代でも完走だけなら本当に簡単です。最大の困難は走る時間の確保だと思います。出張や残業もあるでしょうし、おつきあいもあるでしょう。そんなこんなで1週間があっという間に過ぎてしまいます。気がつけばもう10日も走っていないなんてことにも。

ここでもう一度本書の原点に立ち戻っていただきたいと思います。その仕事は、あるいはその用事は、あなたの人生のクライマックスを豊かに飾るために必要なものなのですか、ただ惰性でやっているだけのことではないのですかと自問していただきたいと思います。

いかがでしょうか。東京マラソンの大観衆の中を、75歳を迎えた自分が完走しゴールするシーンをぜひ想像して欲しいと思います。そのときの限りなく大きな感動を得るためには、今から準備を始めておく必要があるのです。

Column 落後者バス

私には大学生の娘がいます。私との重大な約束を守れなかった罰ゲームとして、フルマラソンを走ることになりました。私が初フルマラソンを完走した河口湖マラソンが富士山マラソンにリニューアルして第1回が開催されるということを知り、制限時間も6時間半と長いので、娘の参加大会はこれに決めました。

彼女は、通学で少し長く歩く以外はほとんど運動習慣がなかったのですが、まだ半年もあるので、きちんと練習すれば何とかなると考えていました。まず、シューズとウェアを買いそろえて練習開始。最初の数回、一緒に走ってペース感覚作りや練習コースのアドバイスをしましたが、後は一人でできると言い張るので任せてみることにしました。

私は自宅に不在の時も多いのですが、それにしても帰宅時に、娘のシューズが玄関に出ていることが滅多になかったので、ろくに練習していないのは明らかでした。

「走っているか？」と聞いても、「ちゃんとやってるよ！」と逆ギレされるだけなので言うのをやめました。制限時間が6時間半なら、少し走れば残りを歩いても完走できるだろうと、私にも甘い考えがありました。

そして大会へ。早起きして電車で河口湖に向かいました。後で知りましたが、自動車で河口湖に向かったランナーが大渋滞に巻き込まれ、5000名近くが出場できなかったとのことです。運良く晴天に恵まれ、富士山の絶景を拝みながらのスタートとなりました。

しかし、順調だったのはここまででした。彼女を一人で走らせると早々にリタイアするだろうとの思いから、ペースメークも兼ねて一緒に走ることにしました。案の定、練習不足の娘のスピードは、1km8~9分とLSD（Long Slow Distance：ゆっくり長距離を走る練習法のこと）レベルでした。それにもかかわらず、10kmを過ぎる頃には息が上がりはじめていました。

この感じだと、走れても20kmまでだろう。この時点で完走は無理と判断しました。せめて第一関門をクリアしたいと考え、最後の手段、1分歩いて3分ジョギングに切り替えました。ぎりぎり通過の予想でたどり着いた第一関門では、ゴールの制限時間に合わせて30分延びており、余裕での通過となりましたが、これが落とし穴でした。

もうほとんど走れない娘と一緒に、ウォーキング状態で行けるところまで進むことにしました。第二関門の時間もたぶん少し前に通過できるだろうとなぜか考えてしまい、エイドではゆっくりとうどんを食べて歩いて行きました。25kmの手前のエイドで、運営のおじさんから「あと3km！15分で走れば関門通過ですよ！」との声援。これを聞いて娘は走り出しましたが、この状態から1km5分で3kmはとても無理。私が「あきらめよう」と言って、また歩き出しました。ほどなく、最後尾のゼッケンを着けた自転車にゆっくり追い越されてしまいました。10分オーバーで27・2kmの関門通過ならず。無念のリタイアとなりました。

実はここからが大変だったのです。待っていた回収車は、大型バスが1台だけ。関門で引っかかったランナーの数が多すぎて、まったく足りないのです。第一関門の制限時間が甘く設定されていたので、油断したランナーがみんな第二関門で引っかかったわけです。リタイアランナーの数はどんどん増え、ついには大型バス4台でも足りないほどになりました。

天気は薄曇り。体もどんどん冷えていきます。運営係に罵声を浴びせるランナーも現れました。雨でも降っていたら大惨事だったかもしれません。

1時間以上バスを待ったでしょうか。私たちは2台目のバスにようやく乗ることができ、ゴールに向かいました。人生初の回収車乗車です。バスの運転手さんは緊急で駆り出されたようで、どこにどう行けば良いのか十分に知らされていない状況でした。娘と二人で一番前に座っていたので、おおかにゴール地点を説明しバスは発車しました。ゴール地点に近づくと、ゴールを終えた多くのランナーで道は渋滞。運転手さんは、ここで降車ドアを開けて交通整理に当たっていた運営係の方に大声でこう尋ねました。「落後者を乗せてるんだけど、どっちに行けばいい?」。「落後者……」この言葉に車内は凍り付きました。確かに「落後者」で間違いありませんが、今時ストレート過ぎる言葉です。

いつも反抗的な娘もこの言葉を聞いて、「パパ。ごめん……」とつぶやきました。二度と乗ることはない予定の回収車。非常に貴重な体験となりました。こうして父娘の富士山マラソンは幕を閉じました。私たちが遭遇した「落後者バス」以外にも、この大会では非常に多くのトラブルが発生したらしく、後日随所でネットが炎上していました。私にとって初めてのマラソン完走の地である河口湖で、再び気持ちよく走れる日が来ることを祈っています。

Column 初の東京マラソン

今から10年くらい前だと思います。何かの雑誌の記事に、「50歳を過ぎると、1歳年を取るごとに5分ずつタイムが遅くなる」という記載がありました。自分も毎年どんどん記録が遅くなっていましたし、2回目の脳出血以降は記録を意識するのも怖かったので、さらにタイムは悪くなって4時間30分を超えるところまで落ちていました。私の教えている薬学部のフルマラソンサークルの学生は本気で練習しないので、それでも抜かれることはなく漫然と走るマラソンが続いていました。この気持ちを一変させたのが東京マラソンです。

第1回から申し込みはしていましたが、すべてハズレ。5回目に仕事でおつきあいのある東京マラソンのスポンサー企業であるO社の特別枠の抽選に混ぜていただくことができ、ようやく当選することができました。

50歳を過ぎると、うれしいこともたくさん経験しているので幸せに不感症になっていましたが、これは久々に心の底からうれしかったです。ちょっと本気で練習してサブ4（4時間を切ること）を目指そうという気持ちになりました。学生にもサブ4を宣言。仕事の関係上、練習は週末に限られます。週末がオープンキャンパスなどの公務で休めないことも多く、走れるときは長く走るようにしました。

サブ4達成のためには1㎞5分45秒で走ればよいので、体重を3㎏落とし月間200㎞も走ればイケるだろうと考えました。月間走行距離は3カ月間連続で目標を達成。体重は2・5㎏減でまずまず仕上がった状態で憧れの東京マラソンとなりました。

スタート直前まで、新宿の一流ホテルにO社が用意してくれた控え室で準備できたことがありがたかったです。何と言ってもトイレが助かりました。〝正直〟に申告したゴールタイム4時間目標のゾーンに移動し、スタートを待ちました。都庁前の道から90度に折れ曲がった地点でした。ヘリが上空に現れたのでそろそろスタートかな？と思っていたら、全体がゆるゆると前進し始めました。

大勢の参加者の中でスタートの号砲も聞こえなかったし、あの紙吹雪も見えなかったのは、かなり残念でした。しかし6分程度の遅れでスタートすることができました。

問題はこの後です。どこの大会でもスタートの後、しばらくはゆっくりペースを余儀なくされますが、新宿の山手線の高架下辺りに来てもまだ遅いのです。

失速の原因は……

　東京マラソンは、初めてフルマラソンに参加する人が多い大会です。したがって過去の記録がないので、スタートゾーンは根拠のない自己目標に基づくものになります。未経験者にとってイメージしやすいのが4時間なのでしょう。明らかに1㎞7分近いランナーが多く、行く手を阻まれます。こうなると多少蛇行してでも抜くしかありません。しかし、これが計算違いで、かなりの体力を消耗してしまいました。

　次なる問題は、東京マラソン祭りです。沿道の応援の背後で、多くの歌やダンスが披露されています。応援の方々を楽しませる意味では、とても良い企画だと思いますが、ランナーにとってはマイナスもあります。特にうら若い女性のダンス系イベントは困りもので、おじさんランナーたちが脇見失速するのです。しかも一人が見るとみんながつられるので、壁ができてしまいます。

　4時間以上で走るランナーには、タイムに対する意識が薄い方が多く含まれるため、本当にサブ4を目指せるところまで練習して、3時間半から4時間のゾーンでスタートを切る必要を強く感じました。初出場の東京マラソンは蛇行の影響もあり、30㎞地点で急に足に力が入らなくなりました。

　生まれて初めての絵に描いたような失速です。そして足がつりそうな感覚に襲われました。こういうときにやってしまいがちなのが止まって行うストレッチですが、これは時間的ロスが大きいし、立ち止まった瞬間本当につることがあるので、効果がないように思います。ペースを落とし、つらないようにだましだまし走るのが良いでしょう。

このときは数kmの間、1km7分までペースを落としましたが、止まることなく35km過ぎからは、1km6分まで戻すことができました。結果は、4時間8分54秒でサブ4達成ならずでがっかりでした。しかし、後でよくよく考えてみると、2年前の佐倉マラソンより30分も速いタイムなのです。「50歳を過ぎたら、1歳ごとにタイムは5分遅くなる」。この一文がトラウマになっていたのです。結局は自分で自分を年寄り扱いし、練習量が少なくなっていただけだったと気付きました。ならば自己ベスト更新もできるかも……。そんな市民ランナーとしての野望が生まれた、自分の転換点となる最も意味のあるレースとなりました。

第5章　定年前に始める6カ月フルマラソン完走プログラム

「忙しさ」を言い訳にしない

フルマラソンを制限時間内に完走するだけであれば、肥満でなければ3カ月、多少肥満でも4カ月のトレーニングで可能です。しかし、忙しくて時間が作れないという方も多いことでしょう。そこでトレーニングは週末の2日間だけで、6カ月かけてフルマラソンを完走するプログラムを作ってみました。週末の2日間といっても、まる1日使うわけではありません。1日3時間程度ですから、多忙な方でも何とか時間が作れると思います。もしこのプログラムですら実行困難だという方は、クライマックスプランニング自体が困難といえるでしょう。

平日は仕事が忙しくて疲れているのだから、休日ぐらいごろごろと過ごしたいという気持ちはわかります。しかし、ごろごろしていても大して疲れは取れないものです。疲れているのは体ではなく気持ちのほうなので、体を休めても疲れは取れないのです。むしろ家でごろごろしていると、あれこれとネガティブな想念が湧きおこってきて、気持ちの疲れに拍車をかける気すらします。ジョギングをしている最中は、物事を深く考えることができませんから、自動的に想念が断ち切られ気持ちがリセットされます。そして体がちゃんと疲労しますから、ぐっすり眠れてしっかり疲れが取れます。そのことを今日から実感してください。

また、このプログラムでは5カ月後にはハーフマラソンに、6カ月後にはフルマラソンに参加することになります。大会によっては半年前から申し込み可能で、人気の大会はすぐ定員に達して締め切りになります。ちなみに人気の高いつくばマラソンは、ネット受付開始後数秒で順番待ちとなり、数十分で定員に達します。とにかく申し込み開始日の受付開始時刻にエントリーできるよう準備しておきましょう。

ちなみに東京マラソンの場合、申し込みが7月、抽選結果発表が9月です。当選してからちょうど6カ月間ありますし、制限時間も7時間なのでお勧めです。最大の課題は、当選することですが。ただし、当選したからといって、絶対に無理は禁物です。

1カ月目「ウォーミングアップ」～まずBMIを落とす

●1週目は、まず自分の現状を確認します

毎朝起床時、排尿後に体重を測って記録する習慣をつけましょう。BMI（48ページ参照）が25以上の方は、必ず習慣化してください。体重が増えていくようであれば食べ過ぎの状態ですので、体重が安定するところまで主食を中心に食事を減らし、自分の身体活動レベル（運動＋日常で体を動かすこと）を自覚します。最も簡単なのが歩数計を使って1日の歩数を記録することです。携帯やスマホのアプリを使えば、自動的に記録が残り便利です。1日の歩数が1万歩以上であればすでにウォーミングアップは完了していますので、2カ月目のプランに進んでください。

●2週目と3週目は、身体活動レベルを高める工夫をします

歩数計を使って1日当たりの歩数を増やす生活の工夫をします。エレベーターやエスカレーターを使わないなど、これまでどおりの生活の中で可能なことだけで歩数を増やしてみます。そしていったん増えた歩数はできるだけ減らさないように努めます。1週目の状態にもよりますが、3週目の最後には5000歩以上を目指します。

●4週目は、非日常的な運動を加えます

ウォーキングをしようなどと力まずに、買い物でも散歩でも結構です。休日を利用して、1日1万歩×2日に挑戦します。合計で距離として7〜8㎞、2時間弱の運動になりますが、小分けにしてよいので、1日1万歩を歩くということがどの程度の身体活動かを体感します。ただし、故障を防ぐために長く歩く場合はシューズは歩きやすいもので。

ポイント 1カ月目終了時点でBMIが25以上ある場合は、1日最低5000歩を守りながら1万歩を歩く日を増やしていき、BMIが25未満になるまで続けます。BMIを1下げるのに1カ月程度かかると考えて2カ月目に入れる時期を逆算し、この6カ月プランに加算してください。

2カ月目「散歩からウォーキングへ」

●1週目は、1日1万歩を習慣化します

デスクワーク中心の生活をしていると、1日1万歩はなかなか高いハードルですが、何か工夫をして毎日達成できる手段を考えます。先月達成している5000歩プラス歩行距離にするとプラス4km弱、時間にして1時間弱になります。この時間を平日に連続して確保するのは難しいことですが、一駅歩きや昼休みの散歩、他の階のフロアのトイレを使うなど、わざと遠回りする工夫を重ねれば達成できるはずです。以後、平日は1万歩を定着させてください。

●2週目と3週目は、1回で8km歩行を体感します

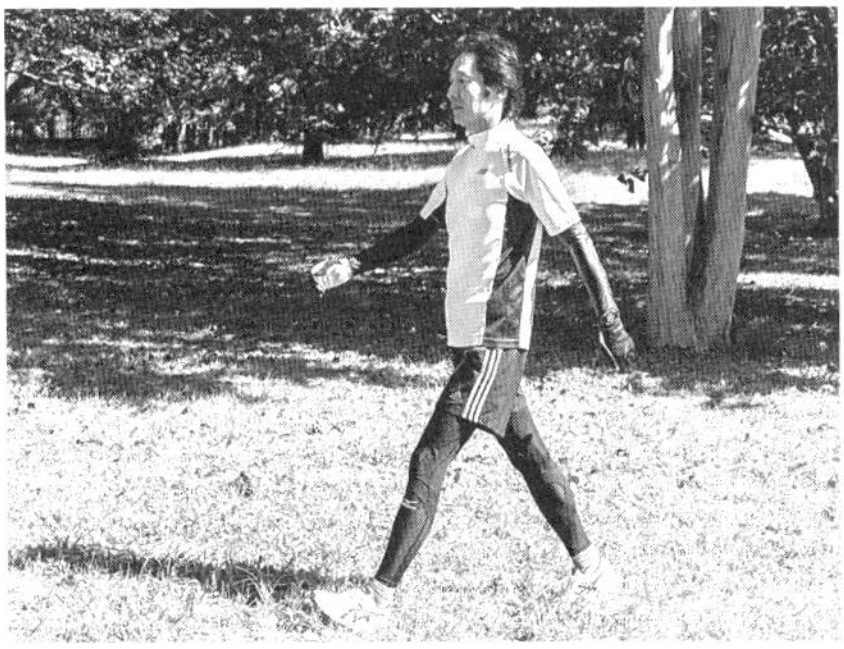

歩幅を大きくしてしっかり手を振る

散歩感覚で結構です。休日を使い、2時間程度かけて8kmを歩いてみます。2日連続で休める方は、1日目は歩き、翌日に関節痛や筋肉痛がなければもう一度歩いてみましょう。この距離の5倍強がフルマラソンの距離ということになります。

●4週目は、ウォーキングに挑戦します

厳密な定義はありませんが、散歩とウォーキングの違いは運動強度の違いと考えてください。身体を意識せず漫然と歩く散歩ではなく、歩幅を大きくしてしっかり手を振るというように、意識的に体を大きく動かすことで運動強度を上げるのがウォーキングです。簡単に言うと、しっかりと速く歩くということです。2時間かけて10

km歩くことを目標に頑張ってみてください。多少の筋肉痛は覚悟しておいたほうがよいでしょう。

これができたら、もうフルマラソン完走が見えてきたも同然です。このウォーキングのスピードは、時速5km です。このスピードでフルマラソン42・195kmを歩いたとすると、タイムは8時間26分20秒になります。ちなみに東京マラソンの制限時間は7時間ですから、およそ1時間半タイムを縮めればよいことになります。ジョギングのスピードはウォーキングのおよそ倍ですから、3時間かけて15kmウォーキングした部分をジョギングすればタイムが1時間半短縮できるので、制限時間内に完走できる計算になります。

ポイント 最終目標は、あくまでフルマラソン完走です。まずは退路を断ち、モチベーションを上げる意味で立派なジョギングシューズを購入しましょう。この月は、心肺機能の向上を確認しやすい時期です。スマホのアプリ等を使って心拍の変化を観察しましょう。定期的にメトロノームなどを使って同じテンポ（スピード）で階段を5階分登り、直後に心拍数を測ります。心拍数がどんどん低くなっていき体力の向上が確認できます。

3カ月目「ウォーキングからジョギングへ」

●1週目は、ウォーキング中に少しジョギングしてみます

ここからは休日のトレーニングのみ説明します。ウォーキングの最中にジョギングを加えてみま

しょう。少し走って疲れたらウォーキングに戻るのを何度か繰り返し、それを10㎞続けます。1週目は距離を延ばしません。初めてのジョギングですが、とにかく〝ゆっくり〟を心がけます。ウォーキングの倍以上のスピードで走ってはいけません。あらかじめ100mくらいの距離を決め、ジョギングのスピード感覚をつかんでおくとよいでしょう。ジョギングのスピードを上げるより、時間の割合を長くすることを意識します。また、ジョギング中はフォームを意識してみます。真っすぐ立てているか、左右に傾いていないか、腰が曲がっていないかなどをチェックするだけです。ウォーキングができるのであれば、ジョギングもできます。妙にぎこちなかったり違和感を感じるようなら、スピードが速い可能性が大です。

●2週目と3週目は、少しずつ距離を延ばす

ウォーキング中のジョギングを加えるやり方で、2週目は12㎞まで3週目は14㎞まで距離を延ばします。距離をこれ以上延ばしてはいけません。体力に余裕があるのであれば、距離は変えずにジョギングの比率を増やしましょう。もし14㎞を2時間以内にウォーキング&ジョギングすることができたら、約3倍の距離のフルマラソンを6時間で完走できる計算になります。課題は、このウォーキング&ジョギングを6時間続けられるかどうかだけということです。目標が明確になります。

●4週目は、続けてジョギングしてみます

この段階まで来たら、かなり体力はついていると思います。中間試験として1時間を上限に、ジョ

ギングが続けられるかどうかトライしてみましょう。ただし無理をしてはいけません。つらくなったら何分ジョギングが継続できたかを記録しておきましょう。それが4カ月目以降の基準になります。もし1時間続けて走ることができたら、中間試験は合格。フルマラソンのゴールが見えたも同然です。

ポイント この時期に最も注意しなければいけないのは、オーバーワークによる故障です。めきめき体力が向上していくので、ついつい調子に乗って距離を延ばしたりスピードを上げたりしてしまいます。まだ3カ月も残っていますから、焦らずに取り組んでください。

加えて、距離やタイムを意識しましょう。スマホを持って走るという方法もありますが、完走が見えたところでGPS機能の付いたラップタイムが測れるランニング用の腕時計を買ってみてはいかがでしょう。

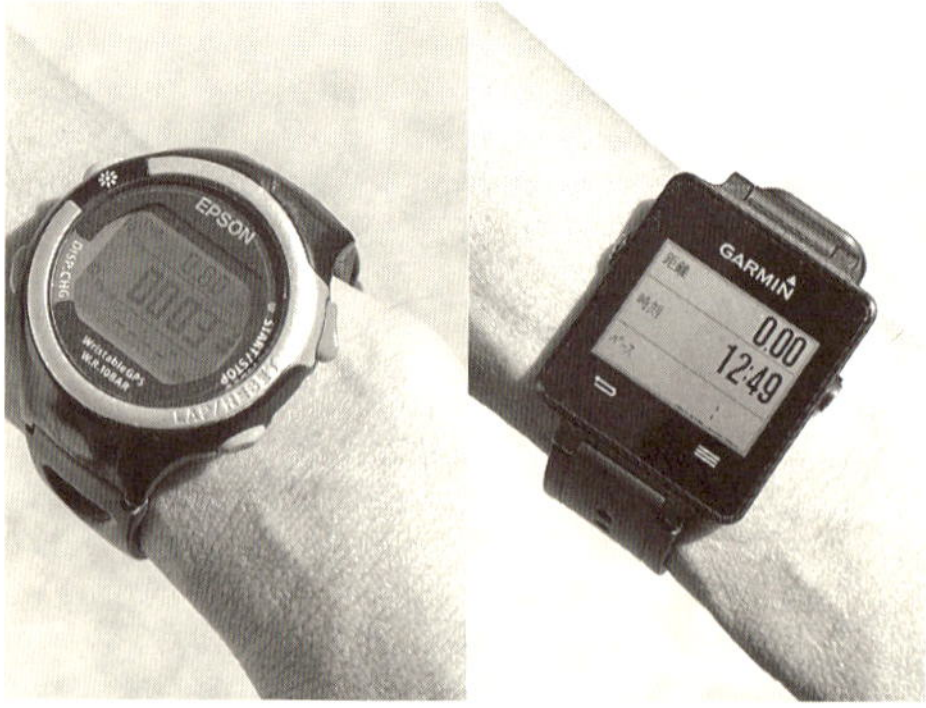

GPS機能の付いたランニング用の腕時計

4カ月目「持久力を高める」

●1週目から3週目　ジョギング時間を延ばす

中間試験の結果、ジョギングが継続できた時間を基準に、少しずつ時間を延ばしていきます。延ばす時間は週2回ジョギングするとして、1回のジョギングごとに前回の練習のプラス10％、1週間にプラス20％を上限とします。これを翌月のハーフマラソンの前の休日まで続けます。上限まで達成できれば、1時間走れた方は120分、45分までしか走れなかった方でも96分のジョギングが継続できる状態に至ります。2カ月目のところで述べたように、制限時間が7時間の大会であれば残りがウォーキングとなっても完走です。

●4週目　レースペースを決める

完走が見えてきたところで、フルマラソンの目標レースペースを決めます。フルマラソンを完走するためのペースは、感覚的に〝どこまでも走って行ける気がする〟スピードです。心拍数から決める方法もあります。最大心拍数＝220－年齢という式があります。最大心拍数というのは、100％頑張ってもそれ以上増えない心拍数と考えてください。フルマラソン初挑戦の場合、この最大心拍数の60〜70％の心拍数で走るのがよいとされています。例えば50歳の方だと、最大心拍数＝220－50＝170ですから、170×0・6＝102、170×0・7＝119ですので、心拍数が102〜119拍／分の間で走るのが無難です。まずこれを計算しておいて、〝どこまでも走って行ける気がする〟ペースで5分ほど走ってみて、直後に心拍を測ります。心拍数が計算の範囲内であればOKです。まだ2カ月残っているので、範囲内であれば高めにペース設定しておきましょう。心拍数が範囲以上の場合は、ペースを落として範囲内に入るペースを体に覚えさせます。

レースでは、スタートからゴールまでこのペースを守り抜いて走ります。これをイーブンペースといい、初心者では鉄則です。しかし実際のレースでは、周囲のランナーに引っ張られたり興奮も手伝って、ハイペースでスタートしてしまうのが普通です。ペースを守るための方法は、いくつかあります。GPSでスピードが表示される腕時計であれば直接確認できます。ピッチ（1分当たりの歩数）やラップタイム（1km当たりの所要時間）を一定にすることでもペースがキープできます。逆にメトロノームを聞きながら、それに合わせてピッチを刻むという方法もあります。私もスマホのメトロノームアプリを使い、設定リズムをブルートゥースのイヤホンに飛ばして、それに合わせてピッチを刻んで走り、現在の自己ベストが出ました。ただし、なんだか走らされているようで楽しくはありませんでしたが。

ポイント ここまで順調に進んでいれば、フルマラソンを苦しまずに完走できるはずです。きっと、この先何度もレースに出ることになるでしょう。

5カ月目「ハーフマラソンで仕上げる」

●1週目から2週目　ハーフマラソンに出場する

フルマラソンの1カ月以上前に、ハーフマラソンに出場します。ハーフといえども初レースですから、ダメージは小さくありません。したがって、回復までの時間を十分に確保できるように設定します。出場する目的は、大会に参加するための練習です。大会に向けた週初めからのスケジュール管理、会場までのアクセスの確認、スポーツドリンクや補給食といった持ち物などの準備、当日使うグッズの確認、そして会場ではゼッケンの受け取りや装着、着替えやトイレの状況、手荷物や貴重品の管理、スタート前のアップ、ゴール後のケアなどなど挙げたらきりがないほどです。すべてが初めてのことなわけですので、慣れておく必要があります。

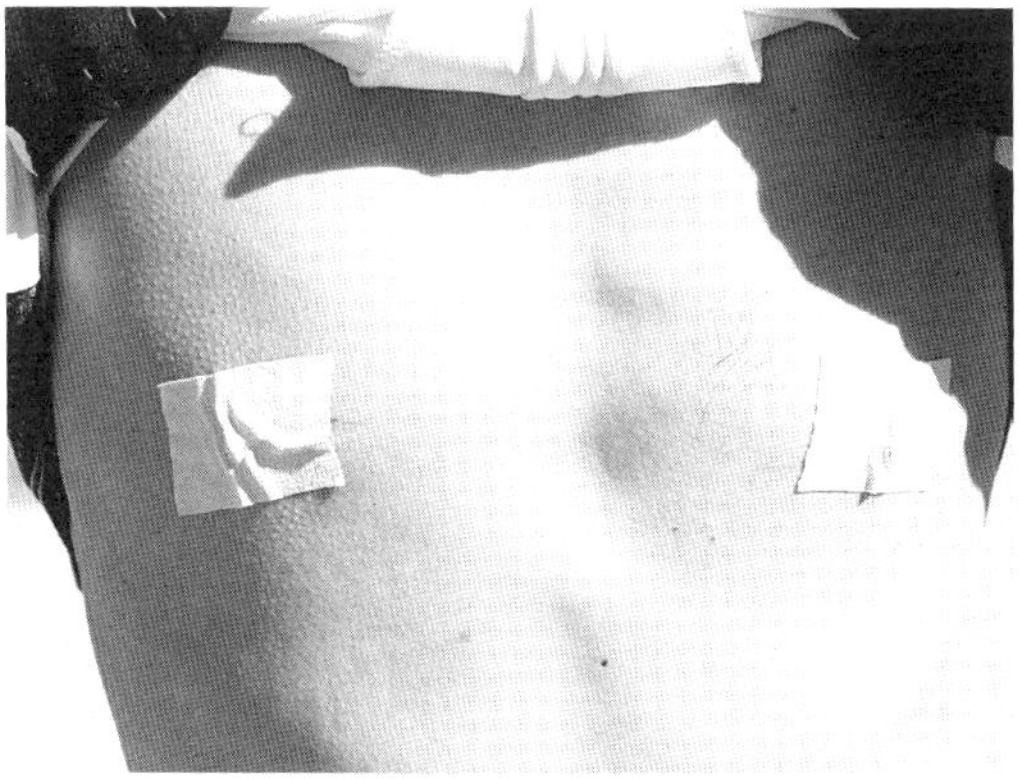

スタート前に乳首に絆創膏を貼る

例えば男性の場合、スタート前に乳首に絆創膏を貼ります。これをやらないとウェアと擦れて大変なことになります。油性ペンで手の甲に途中関門での制限時間や目標タイムを書いたりもします。こんなことは出場2回目以降のランナーにとっては当たり前のことなので、誰も教えてくれません。周到に準備したつもりでも何かしら失敗はしますが、それで経験値が上がります。周囲のランナーをよく観察し、彼らの工夫を学ぶことも大切です。しかし、可能であれば経験者にあれこれ教えてもらい、当日も一緒に参加してもらうのがベストです。

この段階で、ハーフマラソンを2時間から2時間30分程度のタイムで完走できることでしょう。2時間以上、20km以上走ったのが初体験となる方も少なくないと思います。「フルはこの2倍かぁ」と不安になる方も多いかもしれません。でも大丈夫です。ハーフでの設定ペースを守り、歩かずに完走できれば、フルは確実に完走できますから逆に自信を深めてください。

●レース以後の週　ハーフの距離をキープ

ほとんどの大会は、日曜日に開催されます。前の日の土曜日は、完全休養日にして走りません。この1日のトレーニングが抜けるだけです。次の休日には筋肉痛も治まるので、トレーニングを再開します。レース以後の休日は、1日目にハーフで走ることができた20㎞を走り、2日目は疲れ具合に応じて距離や時間にこだわらず軽くジョギングを行います。これをレースの2週間前の休日まで続けます。

ポイント すでにフルマラソンを完走するための走力は付いているはずなので、フルの設定ペースで走ると、ハーフの距離では力が余ってしまいます。そしてロングラストスパートをかけたくなると思いますが、絶対にやめましょう。ここまで頑張ってきて故障したら身もふたもありません。あくまで大会参加の練習です。自重してください。

6カ月目「フルマラソンを完走」

●レース2週間前の週　練習量を減らす（テーパリング）

この辺から練習量を減らすテーパリングという時期に入ります。雑誌などで紹介されている、30㎞走などレース前のハードな練習。これはベテラン向けなので厳禁です。平日は何が何でも1万歩と力まず、「やるべきことはやった。後は充電！」と気持ちを切り替えます。休日も15㎞以下を、レースペースよりもゆっくりと疲れを抜く感じで走ります。中高年の良いところは、若者に比べてトレーニングの効果が出るのに時間がかかる反面、いったん獲得した効果が抜けるのにも時間がかかることです。自分の体を信じ、フルに向けて充電しましょう。気を付けることは、練習量の減少に合わせて食事も減らし、体重が増えないようにすることくらいです。

●レース1週間前の休日　最後のジョギング

1週間前の休日に、レースペースよりも1㎞で1分くらい遅いペースで10㎞以下を軽くジョギングして最後のトレーニングとします。不安からもっと走りたいという気持ちが強くなりますが、その気持ちも本番に向けて充電してください。

●レース前の週　完全休養

●月曜日から木曜日

ここまできて捻挫なんかしたら目も当てられません。行動は慎重にし、リスクのあることはできるだけ回避します。食事は普通でかまいません。お酒が好きな方は飲むなとは言いませんが、くれぐれも深酒にならないように注意してください。

●金曜日

ここからゴールするまでは禁酒します。ノンアルコールビールで我慢します。歩くことを含め、身体活動をできるだけ減らします。

●土曜日（前日）

足の爪の手入れなどをしながら、可能な限り自宅でじっとしています。長時間立つことも避けたいところです。

食事にこだわるなら、消化の良いデンプンを多く含む食品だけを取ります。これはカーボローディングと呼ばれる方法で、グリコーゲンが増えます。具体的には、ごはん、うどん、パン、パスタ、お餅、だんごなどをできるだけシンプルな調理で、また1食でガッツリ食べると脂肪として蓄えられてしまうので、5食程度に分けて食べます。肉、魚、サラダ、納豆、豆腐などおかずは食べません。栄養バランスの悪い食事ですが、ゴールするまで1日半ですから問題はありません。ただし、ビタミンB群はサプリメントで補給します。飲むのはスポーツドリンクだけです。そしていよいよ当日を迎えます。

●フルマラソン当日

スタートから逆算して3時間前までに起床します。ベテランの高速ランナーは食事も3時間前に済ませますが、初マラソンは長丁場になるので、スタート地点への招集がかかるまで食べ続けて

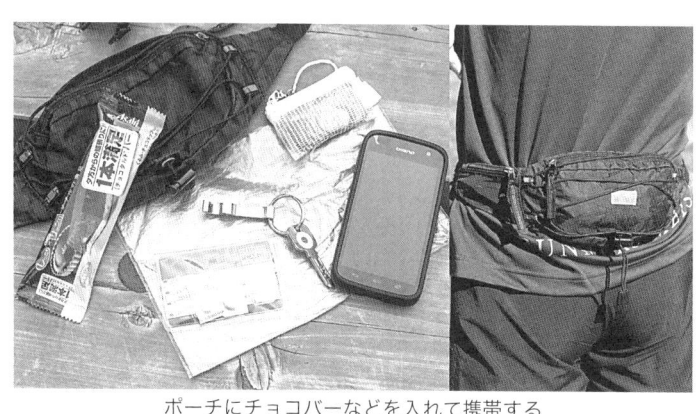

ポーチにチョコバーなどを入れて携帯する

いても大丈夫です。ただし、何を食べるかは選んでおく必要があります。食べなれないゼリー飲料を取ったために、走っている途中で気分が悪くなって吐いた知り合いもいます。6時間も走ると相当お腹が減ります。エイドに用意されていた補給食が品切れになっていることもあるので、念のためポーチにチョコバーなどを入れて携帯するとよいでしょう。

会場には、スタート2時間前までに到着するようにします。随分余裕があるように思うかもしれませんが、大きな大会ではゼッケンの受け取り、着替え、トイレなどすべてに時間がかかります。2時間前でも余裕はないくらいです。そして余裕を持ってスタート地点へ移動します。スタート位置は先頭からタイムが速い順に並びます。前に行きたくなりますが、速いランナーに引っ張られてペースを崩すだけです。必ず自分の予定タイムの場所からスタートしてください。

後は自分がやってきたトレーニングを信じて走り出すだけです。必ず完走できます！

ポイント 短いようで長かった6カ月間、あなたの走力は劇的な進歩を遂げているでしょう。しかし、ここで提案したメニューやスケジュールは、あくまで健康な中年男女を対象にしたもので、成果にも個人差があることに注意してください。自分の状態を見極めて決して焦らず、ときには勇気を奮って棄権することも必要です。大切なのは、走る楽しみを長く続けることなのですから。

Column リベンジ東京マラソン

東京マラソンには、ONE TOKYOという外郭団体があります。4320円の年会費を支払うと、東京マラソンの当選確率がかなり高くなります。抽選方法も先行枠、一般枠、復活枠の3回チャンスがあります。もちろん当選するという保証はまったくないのですが、2回目の東京マラソン出走はこのシステムを使うことにしました。まずは先行エントリー。倍率は3倍強だったと思います。

一般枠は10倍を超えていたので当選確率はかなり上がりましたが、それでも3人に1人の高倍率でした。しかし運良くこれで当選、一般枠のエントリーが始まる前に出走が決まりました。自力で当選できたことは、本当にうれしかったです。さっそくこのことをお世話になったO社の方に報告すると、たいへんホッとされ喜んでくださいました。スポンサー枠といっても限りがあり、それなりの倍率になるとのこと。私が当選すると他の関係者が落選することになるわけですから、担当の方の気苦労も大きいのでしょう。ただ、O社のチームウェアで出場し、走る広告塔を買って出ることを条件に、ホテルの更衣室を使わせていただけることになりました。後は練習あるのみ。何としてもサブ4を達成する決意を固めました。

前年の失敗の原因はいろいろありますが、結局は走り込みが足りなかったことと体重を落としきれなかったことに尽きます。そこで1カ月300㎞、体重5㎏減を必達目標としました。私の生活パターンの場合、この目標は低いハードルではありません。

まず走る時間の確保です。研究も教育も終わりがある仕事ではないので、どこかで区切りをつける必要があります。さらに講義が終わった夕方は、学生が相談に訪れることもしばしばです。

そこでまず周囲の教員や学生に走りを優先させることを宣言し、理解を得ました。学生が来室したときに私がジャージを着ていたら、日を改めるというルールにしてもらいました。また学生に手伝ってもらえる仕事は小遣いをあげてやってもらい、練習時間を確保しました。ナイトラン対策もいろいろな工夫をしました。これで何とか走行距離は確保できました。

次に減量です。仕事がらやり方はわかっているのですが、帰宅時間が遅いので寝る前に夕飯を取っていました。そこでレース終了まで自宅で夕飯を食べないことにしました。低糖質食も取り入れました。こうした努力の末に3カ月で走行距離約1000㎞、体重5㎏減を達成することができました。

マラソンの感動を味わう

1カ月前には30㎞走。そして2週間前にはランニングチームを主宰する岩本能史さんが提唱するビルドアップ走（ソツケン）を実施しました。その結果から、目標より1㎞で15秒速く走れる可能性があることがわかりました。そこで目標のサブ4を、3時間50分切りへと上方修正することにしました。

準備は万全。ナンバーカードを受け取る東京マラソンEｘｐｏには、お休みをいただいて初日に参加しました。それを受け取って展示会場に向かう途中、フジテレビのインタビューを受けました。これが夕方のニュースで放送され、仕事を休んだ理由が皆に知れるところとなりました。これで宣言しているサブ4は必達となりました（笑）。

当日は快晴。今回は都庁前の直線道路からのスタートとなりました。いよいよスタートです！　昨年は見ることができなかった号砲と紙吹雪に感動しながらゆっくりとスタートしました。35㎞まではとにかく抑える。そこから力を尽くすという作戦です。予定どおりのタイムを刻み、浅草の雷門を折り返していよいよ35㎞地点。どれだけの力が残っているか不安でしたが、かなり足が軽く、少なくともサブ4は確実と確信できました。目標タイムを切るには1㎞5分強までペースを上げる必要がありましたが、これも大丈夫。前を走るランナーをどんどん追い越せる爽快感に浸りながら、ペースを上げました。40㎞近くになったとき、「もうあと10分で終わってしまうのかぁ。次は1年先かぁ」と、とても寂しい気持ちになり涙があふれてきました。つらくもなくこんな気持ちになったのは初めてでした。そしてゴール。3時間49分10秒。目標を完全クリアできました。

「もう歳だから」を理由にしない。「練習はウソをつかない」、「努力は必ず報われる」。50歳を過ぎて心底実感することができました。そして新たな目標が生まれました。次回の東京マラソンで、12年前の自己ベスト3時間30分10秒を更新することです。

Column 若さを計る物差しは？

2度若返った館山若潮マラソンに挑戦

2015年1月。3度目となる南房総館山で開催される館山若潮マラソンに参加しました。

前回参加した2005年のときは、2度目の脳出血を経て初のマラソンだったので、かなり自重して走ったのですが、若潮名物である30km地点からの急な登り坂を走っている最中、とても不安になったことを記憶しています。

そのときの記録は、4時間16分52秒でした。このレース以降、「自分が再びサブ4になることはないだろう」と勝手に決め込んでしまった気がします。実際、この後は東京マラソン2012まで記録の低迷が続いたのですから。

2回目の挑戦となった2014年の大会では、その9年前の記録を30分以上更新して3時間38分39秒でゴール。そして3回目となった2015年の大会では、さらに12分以上更新して、3時間25分52秒（平成27年11月現在の自己ベスト）でゴールすることができました。少なくともマラソンにおける身体能力に限っていえば、10歳以上若返ったといえると思います。

にもかかわらず、他人はこの現象を私が若返ったと評価してくれません。なんとなく不思議な気がします。同年齢や私より年配の方でも、もっと速いランナーがたくさんいるので、タイムは若さの証明にはならないということでしょうか。

確かに刻一刻と寿命は近付いています。白髪や顔のシワも増え、老眼が進んでいることも確かです。とはいうものの事実として、私は11年前になる45歳の頃の自分より、若い身体能力を手に入れているのです。急坂で感じた不安も、もはやありません。

逆に2度目の脳出血を乗り越え、勇気を振り絞ってフルマラソンに挑戦して本当に良かったと思っています。もし弱気になって身体活動が低い状態のままで過ごしていたら、今頃認知症になっていたかもしれません。

脳卒中経験者の認知症発症率は高いので、その可能性は十分あったでしょう。だから〝若返った〟

と言いたいわけです。時間を巻き戻すことはできませんが、寿命を延ばすことはできます。60年だったかもしれない健康寿命が70年に延びたとすれば、56歳という年齢は前者の93％、後者の80％になります。こんな計算から、自己相対的に若返ったことになるといって良い気がしますがいかがでしょうか。

若さは、美容という視点からは他者との比較で評価されます。見た目の若さが重要でないとは言いませんが、それはしょせん表面的なことにすぎません。そして残念ながらあまり努力が実らない分野だと思います。

いくら若く見えても身体的機能が衰えて、日常生活が不自由になり、その末に要介護。これを望む人はいないと思います。日焼けをするのを嫌って屋外運動を避ける女性は少なくありませんが、日光を浴びないと皮膚で作られるビタミンDが不足し、骨粗鬆症になる可能性が高まります。そして骨折、寝たきり、認知症、肺炎、そして臨終へと進みます。

足が太くなる（誤解ですが）という理由でジョギングはしないという女子学生もたくさんいます。足が細いということは、足の筋肉が少ないということ。下半身の筋力不足は自立した生活を困難なものとし、いずれ要支援から要介護へ……。後は同様です。

若く見られる理由とアンチエイジング法

日光に含まれる紫外線に当たることで、肌にシミやシワができるのは事実です。紫外線にまったく無頓着な男性ランナーの肌は、色黒でシミが多く深いシワがあります。体重を絞っていてぜい肉（皮下脂肪）が少ないのでシワも目立ちやすく、実際の年齢より老けて見える方がいらっしゃるのは事実だと思います。逆に、年齢より随分若く見えるランナーも少なくありません。私も実年齢よりだいぶ若く見てもらえていますが、その理由は顔だけとはいえ毎日日焼け止めを塗っているからだと思います。

ランニングをしない日でも、もはや朝の習慣となっています。今時のメンズはともかく、同年代のランニングをしない男性のほとんどは、毎日顔にクリームを塗ったりすることはないと思います。日焼け止めを塗ってサングラスをかけ、帽子をかぶりといった対策を習慣化すれば、結果的にお肌を良好な状態に保てるのです。

女性ランナーの場合は紫外線対策を徹底できているので、実際の年齢よりかなり若く見えるのが普通です。

見た目の若さを売りにアンチエイジングを語る「専門家」の方々も、美容整形でもしない限り遠からず目に見えた老化が起こり、そのときは表舞台を去っていくのでしょう。

彼らも結局商売なので、一時的に耳目を集めればそれで良いというわけです。仮に彼らが提唱する美容法や健康法を実践して、期待した効果が得られなかったとしても、因果関係などわかりようがないので、だまされたと思う人は誰もいないでしょう。

例えば食の安全という視点で考えてみても、同じものを食べ続けることは、それだけで安全を揺るがすリスクとなります。もてはやされている良い成分のみならず、未確認の悪い成分が含まれている可能性もあり、それを食べ続けることになる危険性があるからです。

いろいろな種類の食品を食べるメリットは、安全面からも重要なのです。皮肉を言わせていただけば、次々とブームになる健康法についても同じように、はやるたびに飛びついていけば、それなりにリスクを分散することができるといえるでしょう。ぜひとも、移り気に！

Column ついにスタート、東京マラソン2014

いよいよ、そのときは来ました。2014年2月23日、東京マラソン2014のスタートラインに立ちました。初のサブ3・5（3時間30分）を達成し、14年ぶりに自己ベストを更新することを目標に、1年間頑張って練習してきた成果が試されるときです。サブ3・5を達成するためには、5分／km以内で走り続ける必要があります。昨年は想像もできなかったハイレベルなペースです。今年は昨年と違って夏場はトレランで鍛えたし、30km走やインターバル走もしました。つくばマラソンや館山若潮マラソンで、すでに3時間30分台で走ることもできています。しかし、どうしても3時間30分の壁を破れるという自信が湧いてきません。サブ4、サブ3・5、サブ3・15（3時間15分）、サブ3。区切りの良いタイムは、精神的にも大きな壁といえるでしょう。挙句の果てに、「ここでサブ3・5を達成してしまうと目標を失うかも」、「今回ダメだったとしても、まだ5月には相性が良いかすみがうらマラソンがあるし」、などと言い訳まで考え出す始末。いわゆる「気持ちで負けている」状態に陥ってしまいました。そんなときに目に入ってきたのが、少し離れた場所でストレッチしていたチャリティーランナーです。チャリティーランナーは、事前に配布されたメッセージを書いた赤いTシャツ（2014大会では）、またゼッケンも違うのですぐにわかります。そして、自分もチャリティーランナーであることを思い出しました。自分は国連難民キャンプのテント設営費に寄付をしました。10万円の寄付で4人家族が暮らせるテントが2張できるそうです。「走れるだけでもありがたいこと。タイムはどうあれ、まあそれでいいか」と急に気持ちが楽になりました。本書を書いている最中でもあり、「何としてもサブ3・5!」という気負いが生んでいた不安が消え、すっきりしました。そして号砲。この年の紙吹雪は延々と噴き出し続ける仕組みになっていたので、憧れの紙吹雪の中をスタートすることができました。

誰もが知っている鉄則なのに、実行が難しいのが「イーブンペース」。サブ3・5達成のために、4分55秒／㎞のイーブンペースと決めていたのですが、「東京マラソンの最初の10㎞は下り坂なので、少し速めで走っておこう」とか「途中トイレに行く時間を作っておこう」とか、次々と邪念が生まれてきます。結果、この邪念に負けて、1㎞当たり数秒ですが早目に入ってしまいました。日比谷公園を過ぎて品川に向かう15㎞地点で、ゼッケンに名前が書いてある選手に追いつきました。「芸能人かな」、「随分ご年配の方だな」と思いつつ近づいて驚きました。何と1968年のメキシコオリンピックのマラソンで銀メダルを取った君原健二選手ではありませんか。私が小学生の頃の英雄とはいえ、オリンピックのメダリストを抜くとなるとテンションは上がります。結果的にさらにペースアップとなってしまいました。このつけは、教科書どおり30㎞付近で来ました。後悔先に立たず。1㎞5分台に落ちてしまったのです。「もはやここまでか」、「さらなる失速が来るのか」と不安が大きくなったそのときでした。沿道からこんな声援が聞こえてきました。「あと10㎞で終わっちゃうよ!」です。「あと少し!」、「あと○○㎞!」という声援はよくあるのですが、これは斬新でした。「そうだ! この楽しい楽しい今年の東京マラソンもあと10㎞で終わりなんだ。残っている力を全部出して終わろう!」と気持ちが切り替わりました。どこのどなたの声援かわかりませんが、ハートのど真ん中にヒットしました。力を得て再度1㎞4分台にスピードアップ。フォームが崩れようが呼吸が乱れようが、なりふりかまわず走りました。終盤には佃大橋などいくつかのアップダウンがあるのですが、あまり足にこたえません。「おお! これぞトレランの効果!」と気分まで軽くなっていきました。そして、いよいよ国際展示場の逆ピラミッド型会議場が見えてきました。「あと少し、1秒でもタイムを縮めよう!」と、さらにギアアップ。最後の直線では1人でも多く追い越すという気合でラストスパート。5、6人抜かしてカメラを意識したガッツポーズでゴールしました。手元の時計で、少し余裕で目標が達成できたことがわかり、感極まりました。正式なネットタイムは3時間28分55秒。うれしいの一言でした。やはり練習はウソをつかないと、改めて確信できました。

その後、大好きな東京マラソンでこのシーズンの目標が達成できたこともあり、やや燃え尽きてしまいました。そして、古河はなももマラソン、次いでかすみがうらマラソンではサブ3・5を達成できずシーズンを終えました。

問題は次なる目標設定です。そんななか、あるマラソン本でこんな解説を読みました。「サブ3・15を達成すると、次の目標がサブ3になる。しかしサブ3・15とサブ3の間には大きな壁がある。1年でこの壁を越えようとしてはいけない」という内容でした。なるほど、と思いました。自分の場合はサブ3・5からサブ3・15に一足飛びに目標を立てるのではなく、細かく刻んで達成するべきだと気付けたのです。まずは3時間20分切り、そしてサブ3・15。何を変えればいいのか模索が続きます。

人生のクライマックスを駆け抜けよう！

第三の人生、クライマックスステージを輝かせるために、最も重要な要素が健康であることがご理解いただけたかと思います。いくら財産があっても、いくら自由な時間ができても、それを活用するためには健康であることが非常に重要です。高齢になれば、一つや二つ心身の不調を抱えているのは当たり前です。パーフェクトな健康を追求したり、ささいな不調を気に病んだりすることは大きなストレスになりますから、逆に健康を害してしまいます。自立した生活が送れる程度の心身を最低限維持して健康寿命を延伸すれば、クライマックスステージはいくらでも輝かせることができると思います。ただし、その準備として絶対に欠かせないのが運動。次に運動するための栄養。そしてそれらの習慣化。人生の頂に差し掛かる前から、運動を日常的（Daily）に、おいしい（Delicious）ものを食べながら、楽しく（Delightful）続ける3D生活習慣を身につけることです。また行動範囲体力さえあれば、行動範囲を広く維持することができます。行動範囲＝可能性です。また行動範囲＝社会性でもあります。社会的な可能性が広がるのです。

私の場合、3D生活習慣の中心はマラソンですが、より競技志向の強い方は、日本体育協会の日本スポーツマスターズ大会や日本マスターズ陸上競技連合の全日本マスターズ陸上競技選手権大会にチャレンジするという道もあります。陸上以外にもいろいろなものが考えられます。近頃トレイルランニングを始めたのですが、近所の高尾山に行くと、ケーブルカーを使わない登山者の大多数は、定年後と思われる高齢者の方々です。軽登山はウォーキングよりも体への負荷が大きいので、

3D生活習慣としては最適です。登山には、マラソンよりも3D生活習慣定着に有利な点がありま す。楽しみ方に広がりを持たせやすいところです。バードウォッチング、植物観察、温泉巡り、山小屋の名物料理巡りなどなど、登山にはいろいろなオプションが考えられます。山で周囲の方々を良く観察してみると、さまざまな楽しみ方をされていることに気付きます。デジカメが普及したおかげで、写真は何枚撮っても費用が発生しないので、登山と組み合わせる趣味としては最適です。

3D生活習慣は健康づくりだけでなく、それを実行すること自体が目的であり、楽しみとなっていることが大切です。1日も早く、あなた自身にぴったりな3D生活習慣を見つけてください。そして人生のクライマックスを元気に駆け抜けましょう！

付録　トレイルランニング（トレラン）も楽しい

トレランの楽しみ方はいろいろ

マラソントレーニングの一環として、軽登山は効果大です。平地ではなかなか難しいレベルまで心肺機能を追い込むことができるだけではなく、疲労が抜けるからです。そんな理由で、自宅から近い八王子の高尾山周辺に軽登山で出掛けるようになった私ですが、これも楽しいです。今では、山道を走るトレランにもはまっています。その楽しさを要約し列記すると以下のとおりです。

・マラソン練習をしながら登山（景色や自然）が楽しめる。
・短時間で登山、下山ができる。
・夏場は涼しい。
・日頃我慢している補給食を存分に食べられる！
・下山後のビールがとてつもなくおいしい！

私がトレランに出かけるのは、梅雨明けから8月いっぱいまでの短い期間です。9月になると、天候の急変に備えた防寒対策など重装備が必要になるからです。軽登山は、「マラソンはちょっと……」とお考えの方にもお勧めです。ここで少し、トレランのイロハをご紹介します。

個人的なお願いでもありますが、ハイカーに遭遇したら、20mぐらい手前から走るのはやめましょう（追い越す場合も同じ）。登山道は、ハイカーのための施設であることをくれぐれもお忘れなく。

まずは装備

　低い山でも油断をしてはいけません。それなりの装備が必要で、基本的には軽登山と同じ装備です。違うのは、ウェアとシューズが走りやすいものであることと、デイパックが体にフィットする小さめのものであることくらいです。私の場合、以下を装備してトレランに出かけます。

　まずシューズです。トレラン用には、ロード用のシューズと別のものを準備します。トレラン専用のシューズが良いのでしょうが、かなり高価なものが多いです。私は厚底の初心者用ジョギングシューズを転用しています。ぬかるみで泥まみれになったり、枝が食い込んだりとハードな使い方になるので、ゴツイ感じで粗めに溝が刻まれた、グリップ性に優れた靴底の厚いシューズであれば良いと思います。私は最初はアシックス・ゲル33を使っていましたが、特に困ることはありません。

　そして必須ではありませんが、ＧＰＳ付きの時計があると記録が残せてとても楽しいです。ＧＰＳウォッチは少々高価ですが、ぜひ購入しておきたい一品です。

　ウェアは、夏でも長袖またはアームカバー、長ズボンまたはタイツ、キャップ、サングラス、そして手袋着用です。夏は草が生い茂っているのでかき分けて進むような局面があります。やはり長袖、長ズボン、手袋でないと肌を傷めます。それと転倒はするものと考えておいたほうが良いと思います。尖った石の上に手をついたり、木の枝につかまったりしたときに手袋は非常に役立ちます。

手袋をしていて良かったと思うことが、実際に何度もあります。だから山道に入ったら必ず着用します。サングラスも紫外線対策というよりは、枝などからの目の保護が主目的です。山では薄い色のサングラスを使っています。

デイパックはトレラン用のものが良く考えられていて便利なので、給水のためのハイドレーションパックと一緒に購入することをお勧めします。ボトルポーチに５００㎖のペットボトル１本でトレランをしているランナーも見かけますが、よほどのベテランなのでしょう。私はハイドレーションパックに２ℓのスポーツドリンクを入れて走りますが、３時間程度で飲みきってしまいます。また、これとは別にデイパックのサイドホルダーに水道水を入れた５００㎖のペットボトルを２本装備しています。これはけがをした場合などに洗い流すためのものです。ハイドレーションパックの中身はトレラン中に確認できないので、突然なくなります。そんなときにもあわてずにすみます。山では、水の確保が難しいことが多いです。脱水対策には、平地でのランニングのときよりも十分な準備が必要です。

次にバッグの中身ですが、以下のようなものを入れています。

・着替えのＴシャツ＆タオル
・救急セット（バンドエイド、テーピングテープ、ポイズンリムーバなど）
・サバイバルシート＆ホイッスル

・地図&コンパス
・チョコバー、チョコボール、カロリーメイト
・シェルジャケット
・スマートフォン
・財布（交通系のＩＣカード）
・スーパーの買い物袋（大中小の３枚）
意外と便利なのがシェルジャケットです。突然の雨だけではなく、夏でも山頂はかなり涼しくて汗冷えもしますので重宝します。ホームセンターで１０００円以下で売っているヤッケでも良いと思います。使ったことはありませんが、救急セットも一応装備しています。サバイバルシート&ホイッスルは一生使わないと思いますが、お守りのようなものです。そして、その日の気分でおにぎりや菓子パンなどの食料を携帯します。以上ですが、今のところこの装備で困ったことはありません。ハイドレーションパックが満タンの走り始めはかなり重いですが、それもトレーニングと考えています。

地図になじむ

整備が行きとどいている高尾山周辺などでは、遭難する危険性はまずないでしょう。しかし、道

を間違えることはあるので油断は禁物です。ハイカーの迷惑にならないように朝早い時間帯に走ったり、ハイカーが少ないコースを選んで走っていると、誰とも出会わないので道に迷っていないか結構不安になります。実は私も予想外にショートカットあるいは遠回りしてしまい、後悔することがあります。まだ数時間程度の行程で走っている間は、道に迷っても最悪確実にわかるところまで引き返せば済むので何とかなりますが、長い距離を走った後で引き返すことになると、トレランを中断せざるをえなくなります。ということで、当然ですが地図&コンパスは必携です。普段、スマホのマップ機能に頼っている方も多いと思いますが、山ではGPSが途切れることもしばしばです。

私は国土地理院の「電子国土ＷｅｂＮＥＸＴ」というホームページで閲覧できる2万5０００分の1の地図を、その日に走るルートの部分だけコピーして、それを汗などで濡れても大丈夫なようにダイレクトメールなどに使用される透明ビニール封筒に入れて持っていきます。ＹａｈｏｏやＧｏｏｇｌｅの地図には山道は出ていませんが、この地図には出ています。地図は頻繁に見られるように、丸めてからクリップにはさんでウエストベルトにぶらさげています。

ちなみに進んでいる道に不安を覚えたら、勢いで走り続けずに、立ち止まってしっかりと道を確認することをお勧めします。地図とコンパスの使い方を練習するつもりで、しっかり確認する習慣をつけたいものです。ちなみに本件については、自分も練習中です。

山の走り方

レースを目指すならいざ知らず、クライマックスシーンを彩る楽しみとしてのトレランならば、とにかく安全第一です。ポイントは2つ。「危険を感じたら歩く」、「苦しくなったら歩く」です。山道で転んだら、命にかかわる場合もあります。具合が悪くなっても、救助されるかわかりません。

心がけは、「力を抜く」です。「無理しない」ということなのですが、先述のように「無理」には定義がありません。具体的な方法が「力を抜く」です。「酔っ払いは、転んでも骨折などの大けがはしない」と言われますが、本当だと思います。力が抜けている（入らない）せいで不必要に踏張らないから大事に至らないのだと思います。私もトレランに出かけると、何度かに1度は転びます。危険を感じさせない平坦な景色が開けた場所で、張り出した木の根につまずいて転ぶのが定番です。しかし力は抜けているので大事に至らずに済んでいます。手袋は何双もだめにしましたが。

近年のトレランの普及で、ハイカーとの間のトラブルが急激に増えてきていると聞きます。ハイカーにしてみれば、本当に迷惑な輩だと思います。私も高尾山周辺にはよく行きますが、観光客が多い薬王院を目指すルートは早朝（朝8時以前）以外は走りません。迷惑至極だからです。しかし薬王院周辺を迂回しても、高尾山にはいろいろなトレランルートが作れます。近くの低山でトレランルートを作ってみようとお考えの方の一助として、マイ高尾山ルート（イラスト地図）をご紹介します。出かけるときは、必ずきちんとした地図を持っていってください。

すべてのルートの起点と終点は、高尾駅ないし相模湖駅です。自宅がJR中央線沿線ということもありますが、高尾駅から高尾山口駅までの約2㎞もトレーニングのつもりで走りです。マイトレランエリアの東端は本沢ダムのある城山湖遊歩道で、西端は陣馬山です。

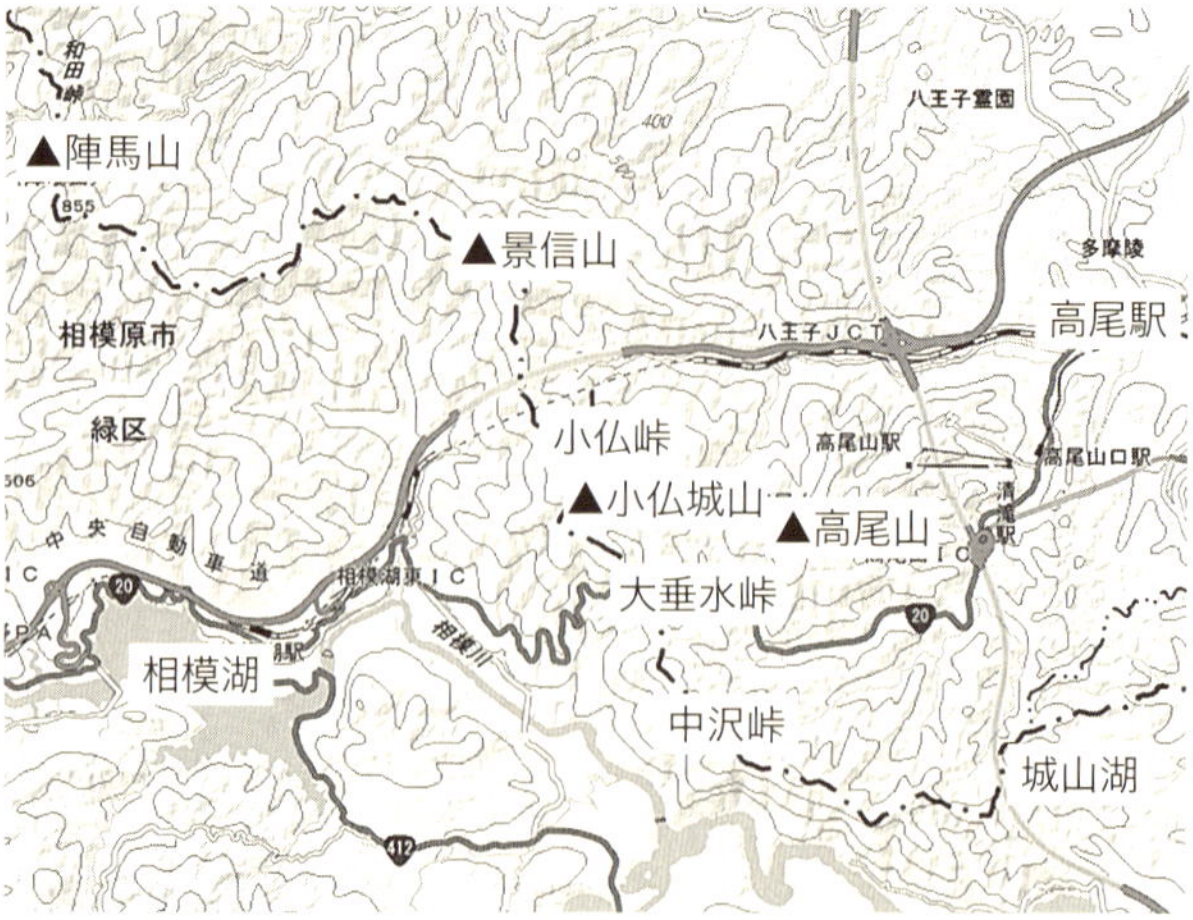

高尾山周辺周辺トレイルランマップ（国土地理院地形図を使用）

高尾山周辺のポイント地点

高尾山の西側（相模湖側）には関東ふれあいの道というよく整備された遊歩道があります。この道沿いに以下の11カ所のポイント地点が東から西に並んでいます。

城山湖↓中沢峠↓大垂水峠↓小仏城山↓（高尾山）↓小仏峠↓景信山↓堂所山↓明王峠↓陣馬山↓相模湖

大垂水峠、小仏城山、堂所山と明王峠を除く6カ所のポイントは、高尾駅から直接行くことができます。また、すべてのポイントは山道でつながっています。高尾駅を出発し高尾駅に戻るルートを作る場合、混雑する高尾山への直接アクセスを除いた5カ所のポイントから、最初に直接アクセスするポイントと下山を始めるポイントの2つを選べば、合計20種類のトレランルートができます。例えば、高尾駅↓中沢峠↓小仏城山↓（高尾山）↓小仏峠↓高尾駅といった具合です。相模湖に抜ける下山ポイントは、小仏城山、小仏峠、明王峠、陣馬山の4つのポイントです。私は普通、6つのアクセスポイントと4つの下山ポイントをその日の体調、気分、天候に合わせて組み合わせ、トレランを楽しんでいます。いくつかをご紹介します。

●足慣らしルート（高尾駅↓小仏峠↓相模湖）約10km

シーズン最初の足慣らしに走る、舗装路が多くショートかつアップダウンの少ないルートです。トレランといえる距離は5km程度の初心者コースです。

●トレラン入門ルート（高尾駅↓小仏峠↓小仏城山↓相模湖）約13km

小仏峠から約130m登った小仏城山を経て相模湖に下るコースです。チョイトレにはぴったりの短時間（2時間程度）で走り切れる距離です。少し距離を延ばしたいときは、中沢峠を最初のアクセスポイントにし小仏城山を目指します。

●心肺追い込みルート（高尾駅↓景信山↓小仏峠↓相模湖）約13km

高尾駅から景信山を直接目指すルートです。舗装路からきつい急斜面の登りの山道に入ります。走るのは非常にきついので、容赦なく心拍数が上がります。調子が良ければ、小仏峠にいったん下ってから小仏城山に登り、相模湖に抜けることもできます。

●裏高尾ルート（高尾駅↓日影沢林道↓高尾山↓小仏城山↓相模湖）約14km

小仏峠に向かう都道516号の途中で、日影沢林道を通って高尾山を目指すコースです。裏高尾ルートと呼ばれ、観光客も少なく、薬王院も通過しないで高尾山山頂が目指せます。

●シーズン打ち上げルート（裏高尾ルート小仏城山↓小仏峠↓景信山↓明王峠↓陣馬山↓相模湖）約25km

年に1度、シーズン最終日に体調と相談しながら決行する打ち上げルートです。きついです。特に陣馬山を下って舗装路に入ってから藤野駅を通過し、相模湖まで抜ける5kmがなかなかです。でもこれが走れれば相当に自信が付きます。

ちなみに、トレランでは通常の軽登山ガイドブックに書かれている所要時間のおよそ半分で行動できますが、余裕を持って2／3程度の所要時間で計画しておけば安心でしょう。繰り返しになりますが、低山でも山は山。諸々の準備を怠りなくトレランに臨んでください。

あとがき

最近は、年賀状だけのおつきあいになってしまっているかつての上司の方々。そのほとんどが定年退職されました。賀状に書かれた近況から、定年後の生活は大きく2つに分かれるようです。再就職先を見つけてそれなりに仕事を続けている方と、時間をもてあましている方です。会社のために滅私奉公で仕事を続け、それなりの職位に上って退職されたうえ、仕事に束縛されなくなった自由な時間を謳歌されている方は、とても少ないように感じます。本書を書き始めるきっかけは、自分はどうなるのだろうという自問からでした。

私は大病を境に仕事人間、会社人間を続けることが難しくなりました。当然のことですが会社という組織は、健康に問題がある人間を要職に就けるようなリスクは負いません。米国では、〝肥満者は重役になれない〟とまで言われています。フルマラソン完走を目指したのは、仕事人間として生きられる心身を取り戻したことを、周囲にアピールしたかったからだったかもしれません。しかし2回目の脳出血は、決定的でした。私の健康に対する信頼は、完全に失墜してしまいました。大学への転職話が持ち上がったのは、そんな頃でしたので、その道が迷わず選択できたわけです。そして、人生をリセットして考えました。健康、加齢、老後、ワーク・ライフバランス、病気、医療などなど。会社勤めの頃は、目先の仕事の成功以外のことはほとんど考えていなかったことに気付きました。そして考え方も大きく変わりました。

大学を卒業してから現在までのおよそ25年間、栄養学の研究者として、長寿のための食生活の理想を探し続けてきました。肥満解消のための食品開発も大きなテーマでした。しかし、生活習慣病予防のためにダイエット（減量）が必要な一方で、それに伴って発生する筋肉の減少が、今度は要介助・介護への突入時期を早め健康寿命を短縮してしまうこともわかってきました。肥満と筋肉の減少を同時に解消できる唯一の方法は、運動です。健康寿命の延伸において、まず第一に考えるべきは運動で、食事は運動を支えるものという主従関係で考えるべきだと確信するようになりました。そして運動には、楽しみを持たせることができます。

医療の進歩、具体的には効果の高い新薬が次々に世に出てくることで、寿命も健康寿命も着実に延びています。肥満を解消する直接的な薬はありませんが、筋肉を増加させる薬はあります。スポーツ界で、時折ドーピングで問題になる薬です。将来、筋減少症の高齢者に筋肉増強剤が適用されるかもしれません。こうした考えには非常に大きな違和感を覚えます。国民医療費の激増が社会問題となっている日本国民として、運動することによって防ぐことができる筋肉の減少を薬物を使って回避しようとする行為は、アスリートにおけるドーピングと同じでひきょう者のやることのように思えてならないからです。

マラソンでなくても良いのです。楽しく終生続けられる運動を1日も早く見つけてください。本書には、そのポイントを書いたつもりです。

それでは、おいしい食事を存分にいただきながら、運動を日々楽しみましょう。読者のみなさんの人生のクライマックスステージが、一層の輝きを放つことを祈念して！

■参考文献■

⑴Arch Intern Med：2008 168（15）：1638-1646
Reduced disability and mortality among aging runners：a 21-year longitudinal study.
Chakravarty EF et.al

⑵JAMA：2004 292（12）：1454-1461
Physical Activity, Including Walking, and Cognitive Function in Older Women
Jennifer Weuve et.al

⑶JAMA：2004 292（12）：1447-1453
Walking and dementia in physically capable elderly men.
Abbott RD et.al

⑷Neurobiol Aging：2011 32（3）：506-514
Exercise moderates age-related atrophy of the medial temporal lobe
Julie M. Bugg et.al

⑸Alzheimer Dis Assoc Disord：2009 23（3）:188-197
Cardiorespiratory fitness and preserved medial temporal lobe volume in Alzheimer's Disease
Robyn Honea et.al

⑹PNAS：2011 108（7）:3017-22
Exercise training increases size of hippocampus and improves memory
Kirk I. Erickson et.al

⑺Br J Sports Med：2015 49（4）：248-54
Aerobic exercise increases hippocampal volume in older women with probable mild cognitive impairment：a 6-month randomized controlled trail.
Brink LFT et.al

⑻PLOS One. 2015 10（7）：e0131647
Dose-Response of Aerobic Exercise on Cognition：A Community-Based, Pilot Randomized Controlled Trial.
Vidoni ED et.al

⑼Hypertension. 2008 51:663-668
High-Normal Blood Pressure Is Associated With Poor Cognitive Performance
Stefan Knecht et.al

⑽「糖尿病は万病の元」（久山町研究より）
朝日新聞　２００７年９月２日（日刊）

⑾Dietary approaches to stop hypertension （NIH）
https://www.nhlbi.nih.gov/files/docs/public/heart/hbp_low.pdf

⑿Journal of Cerebral Blood Flow & Metabolism 2013 33 :1770-1777

Contributions of degradation and brain-to-blood elimination across the blood-brain barrier to cerebral clearance of human amyloid-β peptide（1-40）in mouse brain
Ito S et.al

⒀Am J Physiol Regul Integr Comp Physiol 2010 298 （R372-R377）
Endurance training enhances BDNF release from the human brain.
Seifert T et.al

⒁Med Sci Sports Exerc 2009 41：998-1005
Sitting time and mortality all causes, cardiovascular disease, and cancer.
Katzmarzyk PT et al.

⒂CNN　Twins study shows smoking ages your face faster
http://edition.cnn.com/2013/10/31/health/smoking-aging-identical-twins/

⒃亜鉛欠乏のホームページ（倉澤隆平医師）
http://www.geocities.jp/ryu_kurasawa/

⒄Lancet 1994 344（8930）:1152
Inhibition of oxidation of low-density lipoprotein with red wine.
Kondo K　et al.

⒅Nature. 2006 444（7117）:337-342
Resveratrol improves health and survival of mice on a high-calorie diet.
Baur JA et al.

⒆Trends Pharmacol Sci. 2014 35（3）:146-54
Small molecule SIRT1 activators for the treatment of aging and age-related diseases.
Hubbard BP et al.

⒇Proc Natl Acad Sci U S A. 2009 106（21）:8665-8670
Antioxidants prevent health-promoting effects of physical exercise in humans.
Ristow M et al.

(21) Circulation 2006 113：1335-1343
Improvement in stroke mortality in Canada and the United States.
Tucker KL et al.

(22) J Aging Res. 2012：510801
Nutrition and sarcopenia：a review of the evidence and implications for preventive strategies.
Robinson S et al.

(23) Am J Hum Biol. 2010 22（1）:76-82
Ethnicity-related skeletal muscle differences across the lifespan.
Silva AM et al.

弟のこと〜解説に代えて〜

本書発行人・太田伸幸

著者である篤胤は二つ違いの弟である。1999年を迎える年の瀬のことだった。弟と私たちはお互いの家族そろって、母親と一緒に、正月休みを熱海のホテルで過ごしていた。

弟と二人で連れ立って露天風呂に行ったとき、私は彼の緩んだ身体と血色の悪い顔に驚いた。研究職としてハードな仕事に打ち込んでいることは理解していたが、昔の美青年の面影はなく、成人病予備軍の中年男然とした風体に兄として不安を覚えたのである。実際、旅行に出ても、彼は四六時中ノートパソコンを開いては、データを打ち込んでいた。

私が「カッコ悪いねえ、少しは引き締めろよ」と苦言を呈したところ、「兄貴と違って一生懸命働いていればこうなるんだよ」と憎まれ口を返してきた。弟が倒れたのは、その直後だ。

細君の機転や担当医の尽力で一命をとりとめた彼の生き方に変化が現れたのは、この本でも触れているように「走り」始めてからだと思う。

日本人の場合、仕事人間から脱却するのは容易ではない。彼に限らず私の友人を見ても、激務から身体を壊したり、メンタルを病んだりした人間のなんと多いことか。しかし、ビジネスの最前線にいる人間にとって、その場所から「降りる」決断をすることは容易ではないだろう。

そう思うと、クモ膜下出血は、弟にとって試練であったと同時に、天が与えてくれた贈り物であったとも思う。弟は変わった。兄の眼から見ると、考えることと身体のバランスがとれて、生き方がポジティブになったように感じる。それは見た目にも表れていて、引き締まった今の彼は、倒れる前の彼より若々しく思えるほどだ。

超高齢化社会を迎えつつあるこの国で、多くの人が「老後」に不安を抱えている。社会保障制度の崩壊が現実味を増すなかで、個人でできる自衛措置の一つが「健康寿命」を延ばすことであるのは間違いない。

「走る」ことだけではないだろう。この本には仕事を離れ、身体を動かすことの重要性が、弟の体験と研究の成果とともに詰め込まれている。いささか専門的な記述が多いが、世に出回っている「安易な」健康法やダイエット法に対するアンチとしては、最低限の学問的な裏づけも必要であろう。

私も彼のアドバイスに倣い、走ることを習慣化している。フルマラソンに出場する予定はないが、小さなリュックを背負い、町並みの変化を楽しみながら汗をかいた後は、銭湯でさっぱり……という余暇の過ごし方も覚えた。

無理せず、速く走るよりも、長く走れる人生を。

この本が、みなさんのクライマックスステージを豊かにする一助になることを祈って。

太田篤胤（おおた　あつたね）

城西国際大学教授（臨床栄養学）、博士（農学）、鍼灸師 ● 1959 年山口県生まれ ●東京農工大学農学部農芸化学科卒業、テルモ株式会社、明治製菓株式会社にて研究職に就き、主にサプリメントの開発などに携わる。1999 年、「難消化性糖質（フラクトオリゴ糖）のミネラル吸収促進作用に関する研究」で日本栄養・食糧学会奨励賞受賞。2004 年から現職。

● 1999 年にクモ膜下出血で倒れ一命をとりとめるが、リハビリで始めたランニングがきっかけで 41 歳でフルマラソンに挑戦して完走。以後、マラソンへの挑戦を続けて 2015 年、55 歳で自己ベストの 3 時間 25 分 52 秒を記録。健康に関する講演、テレビ、ラジオ出演も多い。

〈Special Thanks〉

城西国際大学 薬学部フルマラソンサークルの学生諸君

オールド ドミニオン大学 名誉教授	ウィリアムス・メルビン先生
杏林大学医学部付属病院	野口明男先生
女子栄養大学 名誉教授	佐久間慶子先生
東京農業大学 名誉教授	五島孜郎先生
東京農工大学 名誉教授	矢ヶ崎一三先生
鈴鹿医療科学大学 副学長	長村洋一先生
城西国際大学 教授	大塚正美先生
国立健康・栄養研究所	石見佳子先生
立教大学 教授	杉浦克巳先生
早稲田大学 教授	中村好男先生
福岡大学 教授	田中宏暁先生
日本大学 教授	細野　朗先生
関東学院大学 准教授	山岸博之先生

その他、スポーツ以外の分野の共同研究等でお世話になっている多くの大学の先生方。

株式会社村上農園 社長	村上清貴様
株式会社 RD サポート 社長	大澤裕樹様
大塚製薬株式会社	大黒謙一郎様、山崎宏明様、田中祐樹様
株式会社エニイクリエイティブ 社長	高見澤秀幸様
株式会社エニイクリエイティブ 編集長	小島信子様
株式会社ファーマ総研 社長	吉村磯孝様
ランナーズ編集部	大平かおる様

その他、小生の研究・啓蒙活動をご支援くださっている多くの企業の方々。

歩く、走る！ のばせ健康寿命

2016年3月24日　　　初版第1刷発行

著　者　太田篤胤

発行人　太田伸幸

印刷製本　本郷印刷株式会社

発　行　株式会社E-lock.planning

〒166-0002 東京都杉並区高円寺北2-39-33-405

Mail：ohta@myway-pub.jp

発　売　株式会社三一書房

〒101-0051 東京都千代田区神田神保町3-1-6

☎03-6268-9714

Mail：info@31shobo.com

URL：http://31shobo.com/

制　作　出版ネッツ制作チーム

（上野かおる／装丁、永田まさお／撮影、

澤田　裕／編集・組版）

協　力　西川　玲、小松陽子

ISBN 978-4-380-16900-7 C0075